W0291780

Mannering · McMillan

Körper und Seele
stärken bei Krebs

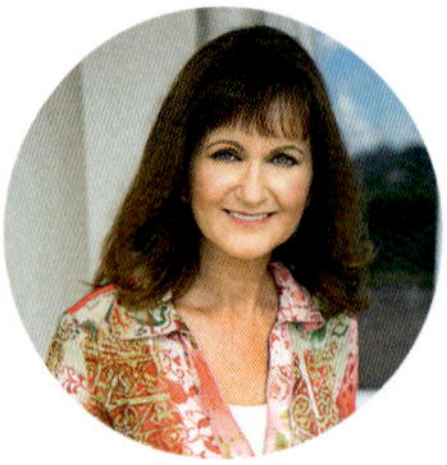

Karen McMillan ist Autorin zahlreicher Romane und Sachbücher. Im Jahr 2011 erkrankte sie an Brustkrebs, den sie mit viel Zuversicht und Unterstützung ihres Ärzteteams, ihrer Familie und Freunde überstanden hat. Karen McMillan lebt in Auckland, Neuseeland, wo sie sich seit vielen Jahren ehrenamtlich in der Hospizarbeit engagiert. Mehr über sie erfahren Sie auf ihrer Website www.karenm.co.nz.

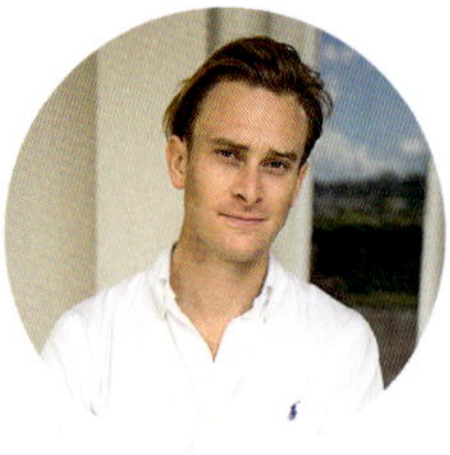

Sam Mannering kocht mit Leib und Seele und schreibt regelmäßig Koch-Kolumnen für unterschiedliche Publikationen. Er ist Chefkoch und Miteigentümer des Restaurants Homestead in Auckland, Neuseeland. Sam ist Hautkrebs-Überlebender, bereits dreimal musste er sich ein malignes Melanom entfernen lassen. Mehr über ihn erfahren Sie unter www.sammannering.com.

Sam Mannering · Karen McMillan

Körper und Seele stärken bei Krebs

Die besten Tipps für jede Therapiephase. Mit 50 wohltuenden Rezepten

Aus dem Englischen übersetzt von Kristina Wrede

TRIAS

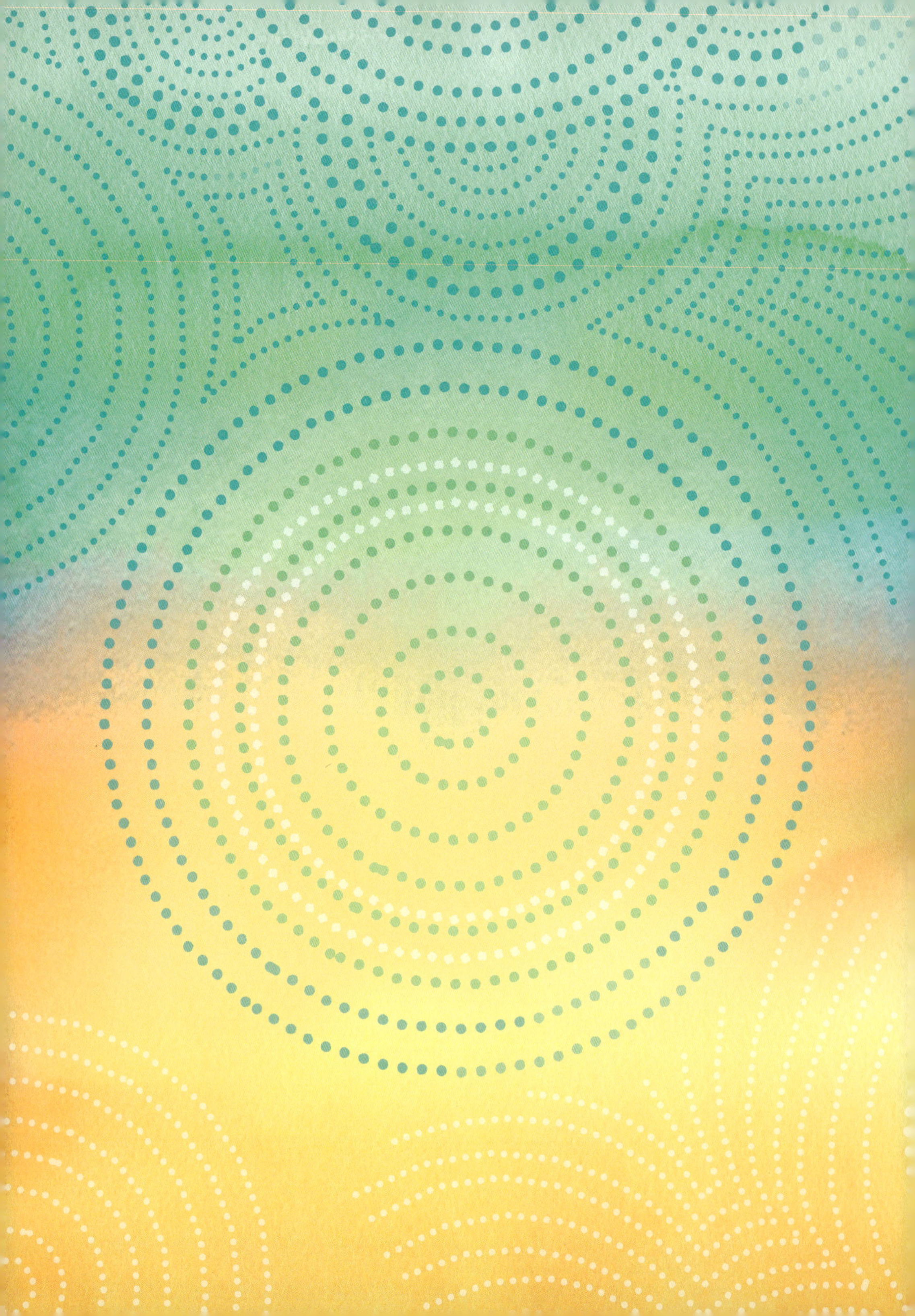

STÄRKEN UND PFLEGEN

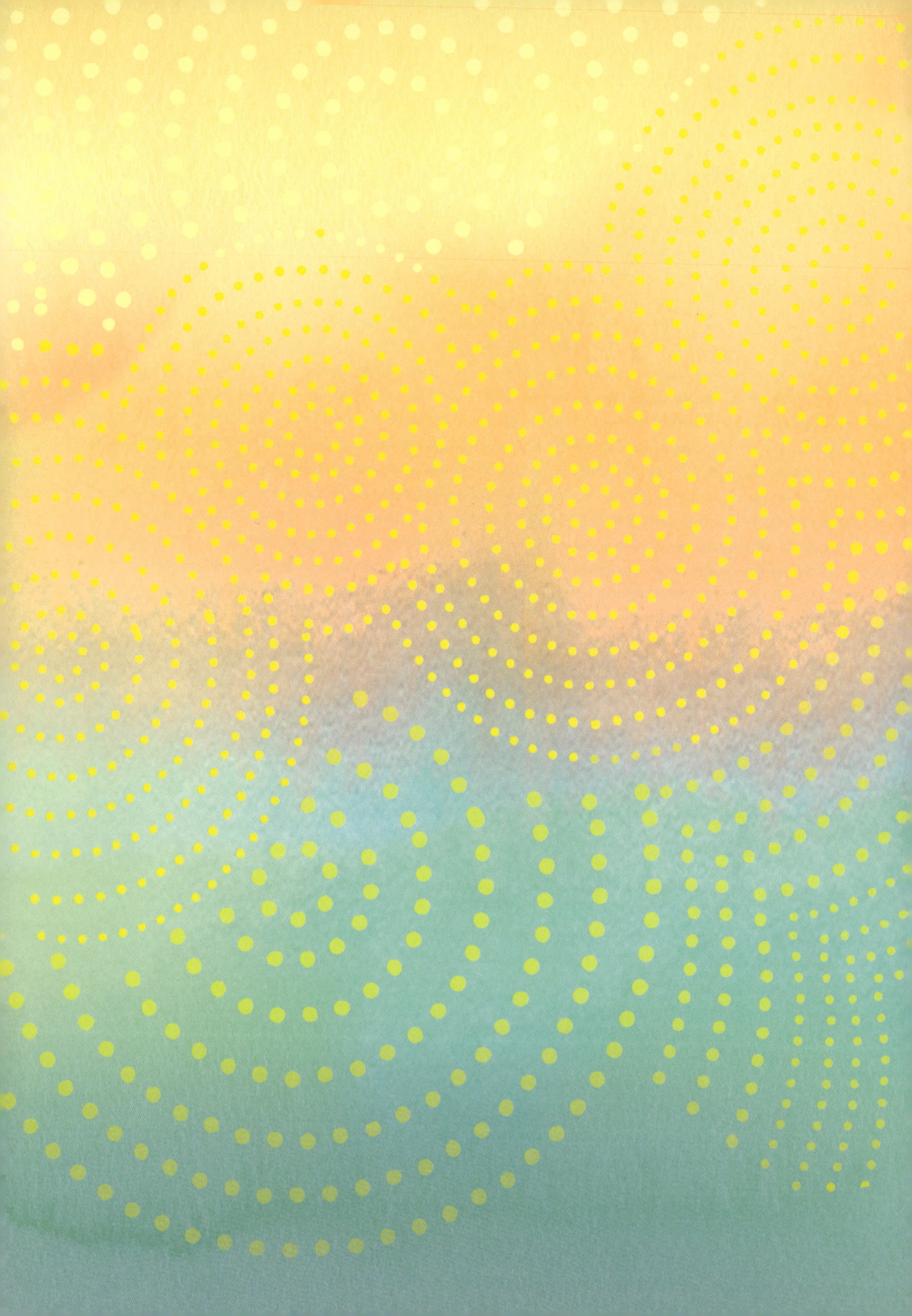

Liebe Leserin, lieber Leser,

sowohl die Krebserkrankung selbst als auch die verschiedenen Therapieansätze, die die erforderliche Behandlung so erfolgreich wie möglich machen sollen, können sich häufig dramatisch und schädlich auf die Ernährungsbedürfnisse und -vorlieben auswirken. Ich werde oft gefragt, welche Nahrungsmittel Patienten während der Behandlung essen oder nicht essen sollten. Die Frage ist nicht leicht zu beantworten, da es für die einzelnen Patienten sehr unterschiedliche Antworten geben kann, je nachdem, womit sie zu kämpfen haben. Oft ist es erforderlich, die Ernährung immer wieder zu überprüfen und anzupassen, bis klar ist, was für den Einzelnen am besten passt.

Die Krebstherapie ist eine harte Zeit im Leben eines Menschen und für die meisten ist das Essen auch dann noch ein willkommenes Vergnügen – darum ist es besonders wichtig, Lebensmittel zu sich zu nehmen, die man wirklich genießt. Ebenso wichtig ist es, ein stabiles gesundes Gewicht zu halten. Manchmal muss dazu die Ernährung eines Krebspatienten entsprechend eingestellt werden (sowohl Gewichtsverlust als auch -zunahme können Probleme für die Erkrankten mit sich bringen). Eine ausgewogene Ernährung kann die ausreichende Zufuhr von Vitaminen und Mineralstoffen sicherstellen und so verhindern, dass zusätzliche Nahrungsergänzungsmittel benötigt werden. Wie in diesem Buch ausführlich beschrieben, können bestimmte Lebensmittel die Nebenwirkungen der Krebsbehandlung lindern und den Bedarf an zusätzlichen Medikamenten für solche Probleme verringern. Es ist uns jedoch wichtig, darauf hinzuweisen, dass die Umstellung der Ernährung nur als Ergänzung zu bewährten Krebstherapien angesehen werden sollte. Sie ersetzt in keiner Weise eine evidenzbasierte wirksame Behandlung.

Vielen Dank, Karen und Sam, dass Sie diesen umfassenden Leitfaden für Krebspatienten zur Verfügung gestellt haben, der allen Betroffenen ein wertvoller Weggefährte während der wichtigen Krebsbehandlung sein wird. Er befriedigt nicht nur das Bedürfnis, sich gut und gesund zu ernähren, sondern kompensiert mit genussvollen Mahlzeiten viel von dem, was während der Therapie unangenehm ist!

Dr. Reuben Broom, Onkologe

Wie Ihnen dieses Buch helfen wird

Der Zeitraum einer Krebstherapie birgt viele Herausforderungen. Dieses Buch soll Menschen, die dem Krebs entgegentreten, helfen, jeden Tag ein bisschen angenehmer zu machen. Dieses Buch ist kein medizinischer Ratgeber und verspricht keinesfalls, den Krebs zu heilen. Doch es ist von Ärzten für hilfreich befunden worden und enthält viele Informationen, Tipps und köstliche Rezepte, die den Alltag von Krebspatienten erträglicher gestalten können.

Sowohl der talentierte Koch Sam Mannering, dessen Rezepte dieses Buch bereichern, als auch ich selbst haben den Krebs überlebt; wir werden Sie auf den folgenden Seiten an unseren Erfahrungen teilhaben lassen. Es war uns sehr wichtig, uns an unseren eigenen Erlebnissen zu orientieren und darüber hinaus auch die Rückmeldungen unzähliger Einzelpersonen und Ärzte mit aufzunehmen, um ein Buch mit den besten und praktischsten Tipps zusammenzustellen. Es soll Ihnen helfen, diese größte Herausforderung Ihres Lebens zu meistern. Dies ist kein Buch für die medizinischen Gespräche, die Sie zu diesem Zeitpunkt führen; bitte sprechen Sie mit Ihren Ärzten über die Fragen, die Sie hinsichtlich Chirurgie, Strahlentherapie oder medikamentöser Therapie (Chemotherapie, Antihormontherapie, zielgerichtete Krebstherapie, Immuntherapie) haben werden.

In »Körper und Seele stärken bei Krebs« geht es vielmehr um die kleinen Dinge, die Ihnen helfen können, dass das, was Sie an Nahrung zu sich nehmen, Sie so nährt, dass Sie sich stärker und zuversichtlicher fühlen. Kurz gesagt, wir bieten Ihnen viele kleine Impulse und Anregungen, die etwas bewirken und jeden Tag ein wenig heller machen können.

Es gibt natürlich keine Standard-Erfahrung mit Krebs, und da wir individuell betroffen sind, gibt es immer auch ganz unterschiedliche Belastungen. Sowohl Sam als auch ich haben festgestellt, dass sich unsere Sorgen im Verlauf der erforderlichen Behandlungen veränderten. Weil wir uns darüber im Klaren sind, dass dies eine Zeit ist, in der Sie sich schnell von der Unmenge an Informationen erdrückt fühlen können, haben wir dieses Buch in thematische Bereiche aufgeteilt, die für viele Menschen, die sich dem Krebs gegenübersehen, irgendwann einmal relevant sein können. Sie finden Abschnitte über Erschöpfung (Fatigue, Seite 34), Appetitlosigkeit (Seite 50) oder plötzliche Gewichtszunahme (Seite 63). Themen wie Übelkeit (Seite 53), Sodbrennen (Seite 73), Durchfall (Seite 71) und Verstopfung (Seite 72), Schmerzen und Unwohlsein (Seite 66) werden besprochen. Auch schauen wir genauer auf einige der typischen Auswirkungen der Antihormontherapie (Seite 104) und widmen uns der Haar (Seite 92)- und Hautpflege (Seite 99) sowie dem emotionalen Wohlbefinden (Seite 106).

In dieses Buch haben wir auch die Meinungen mehrerer Personen zu verschiedenen Themen mit aufgenommen. Sie sollen keinesfalls die Notwendigkeit einer bewährten medizinischen Therapie infrage stellen. Der Verweis auf die Webseiten einiger Personen, die wir interviewt haben, ermöglicht es Ihnen, bei Interesse mehr über diese Person oder Organisation zu erfahren. Die Nennung bedeutet jedoch nicht, dass wir ihre geschäftlichen Aktivitäten unterstützen.

Neben all den aus unserer Sicht bewährten und praktischen Vorschlägen enthält dieses Buch viele Rezepte, die von Sam speziell für jene entwickelt wurden, die mit Krebs zu kämpfen haben. Sie sind einfach zuzubereiten, nahrhaft und lecker – ideal für Menschen, denen es nicht gut geht. Sam hat dabei die individuellen Veränderungen des Geschmackssinns berücksichtigt, die typischerweise im Rahmen von Krebstherapien auftreten. So finden Sie in seinen Speisen warme und wohltuende Aromen anstelle der kräftigen und würzigen Noten, die das andere Extrem des Nahrungsspektrums bilden.

Wir hoffen, dass dieses Buch weitergegeben wird, nicht zuletzt, weil viele der Rezepte von Freunden im Voraus zubereitet und vorübergehend eingefroren werden können – ein Geschenk des Himmels für Betroffene in dieser schweren Zeit.

Ernährung

Sobald bei Ihnen Krebs diagnostiziert worden ist, werden Sie vermutlich viele widersprüchliche Ratschläge hinsichtlich Ihrer Ernährung erhalten.

Vielleicht denken Sie auch an all die verschiedenen Dinge, die Sie im Laufe Ihres Lebens gegessen haben, und machen sich Vorwürfe, zu viel verkohltes Fleisch oder zu wenig Spinat gegessen zu haben. Bitte seien Sie in diesem Punkt beruhigt, denn Krebs wird nicht von einem bestimmten Nahrungsmittel verursacht. Tatsächlich sind die Gründe dafür, dass manche Menschen an Krebs erkranken, so komplex, dass es einfach nicht möglich ist, ein konkretes Lebensmittel als Auslöser zu identifizieren.

Während Sie sich gegen den Krebs stellen, machen Sie sich nicht zu viel Stress bezüglich der Nahrungsmittel, die Sie essen oder von denen Sie denken, dass Sie sie essen sollten. Versuchen Sie lieber, viele verschiedene Lebensmittel, die Sie mögen, zu sich zu nehmen, und legen Sie den Schwerpunkt auf Vollwertiges, also auf möglichst naturnahe Lebensmittel wie Gemüse, Obst, Fleisch oder Meeresfrüchte. Wir empfehlen Ihnen auch, auf verarbeitete Lebensmittel zu verzichten – auf die Sie vermutlich sowieso keine Lust haben werden.

Die Rezepte in diesem Buch sind ein guter Anfang, sie sind nahrhaft und enthalten frische Zutaten, die für die ganze Familie geeignet sind. Probieren Sie sie in Ruhe aus und erleben Sie, wie jede Mahlzeit und jeder Snack Sie angenehm nährt.

Wenn Sie selbst von Krebs betroffen sind

Wenn bei Ihnen Krebs diagnostiziert wird, stehen Ihnen zweifellos schwere Zeiten bevor. Viele Menschen werden Ihnen Hilfe und Ratschläge anbieten. Halten Sie inne und denken Sie darüber nach, was das Beste für Sie ist. Wir wissen, dass es manchen Menschen schwerfällt, Hilfe anzunehmen, doch Sie werden Hilfe brauchen, um diese Zeit zu überstehen. Überlegen Sie, welche Art der Unterstützung für Sie annehmbar ist, und geben Sie den Leuten die Ehre, Ihnen helfen zu dürfen. Sie werden Ihnen wirklich helfen wollen, also lassen Sie es zu – zu Ihren Bedingungen.

Hören Sie auf Ihre Ärzte und holen Sie im Zweifelsfall unbedingt eine zweite Meinung ein. Wir empfehlen Ihnen, dass Sie den jahrelangen Ausbildungen und evidenzbasierten Studien deutlich mehr Vertrauen schenken als den Informationen, die Sie nach einer kurzen Suche im Internet finden.

Denken Sie daran, dass es Ihre Entscheidung ist, wie viel Sie über Ihre Reise mit dem Krebs nach außen lassen. Es gibt keinen richtigen oder falschen Weg, denn es sollte eine ganz persönliche Entscheidung sein. Wie auch immer Sie sich entscheiden, stellen Sie sicher, dass Sie die Unterstützung erhalten, die Sie brauchen werden. Jetzt ist der beste Zeitpunkt, Ihre engsten Freunde und Verwandten mit einzubeziehen und ihre Hilfe in Anspruch zu nehmen, wenn Sie das möchten. Denken Sie jedoch genau darüber nach, welche Hilfe Sie wirklich wollen, bevor Sie andere Menschen darum bitten. Die folgenden Abschnitte können Ihnen dabei helfen.

Lassen Sie sich bekochen

Wenn Sie möchten, dass Mahlzeiten für Sie gekocht werden, geben Sie dieses Buch an Freunde und Verwandte weiter und machen Sie sie darauf aufmerksam, dass viele der Rezepte hier tiefgekühlt werden können. Nennen Sie die Lebensmittel, die Sie gerade gern essen. Ihre Helfer können keine Gedanken lesen und werden dankbar für jede Orientierungshilfe sein.

Lassen Sie sich helfen

Erstellen Sie eine Liste von Dingen, die Freunde und Verwandte für Sie erledigen können, wie etwa Haus- oder Gartenarbeit, Kinderbetreuung, Fahrdienste zu Terminen etc.

Verwöhnen und pflegen Sie sich

Es ist wirklich wichtig, dass Sie sich in dieser Zeit verwöhnen, also laden Sie Freunde ein, Sie zu besuchen (wenn Sie dazu bereit sind), nehmen Sie sich Zeit zum Lesen und Musikhören oder auch für einen Kinobesuch. Massagen und ähnliche Spezialbehandlungen sind zudem sehr gut geeignet, um Ihre Stimmung zu heben und Ihnen zu helfen, sich zu entspannen und abzuschalten.

Achten Sie auf sich

Betrauen Sie jemanden mit der Aufgabe, eine Art Kontaktperson für Neuigkeiten von Ihnen zu sein, die entweder per E-Mail, soziale Medien, Textnachricht oder Telefonanruf erfolgen können. Es ist absolut in Ordnung, in dieser Situation Gruppennachrichten zu verwenden, die in gleichem Wortlaut an alle versendet werden.

Erlauben Sie sich, während Ihrer Therapie für eine Weile die Nummer eins zu sein. Um diese Zeit durchzustehen, ist es entscheidend, dass Sie sich selbst an die erste Stelle setzen. Wenn Sie das Gefühl haben, dass Sie Ihren Freunden und Verwandten etwas schuldig sind, können Sie sich ja revanchieren, wenn es Ihnen wieder gut geht. Das ist nicht egoistisch, es geht vielmehr darum, dass Sie Ihre Kräfte zunächst einmal für sich selbst in Anspruch nehmen.

Lassen Sie Ihre Gefühle zu

Sie werden oft hören, dass es wichtig ist, optimistisch zu sein und positiv zu denken, aber es ist auch in Ordnung zu weinen, wenn Ihnen danach ist. Sie müssen nicht jeden Tag tapfer sein. Fühlen Sie, was Sie fühlen, und stehen Sie dazu. Es ist viel gesünder, zu akzeptieren, was auch immer an Gefühlen da ist, als allen etwas vorzuspielen.

Wenn ein nahestehender Mensch von Krebs betroffen ist

Viele von uns wissen verständlicherweise nicht, was sie in solch einer Situation tun können. Wir möchten uns nicht einmischen und wissen nicht, welches Verhalten, welche Reaktionen angemessen sind. Denken Sie daran, dass diese Person, die jetzt gegen den Krebs ankämpft, immer noch derselbe Mensch ist, den Sie kennen und lieben, also haben Sie keine Angst davor, den Kontakt zu suchen – Sie zeigen damit doch, dass Sie sich sorgen. Nachfolgend geben wir Ihnen ein paar Tipps an die Hand.

Nehmen Sie Kontakt auf

Schicken Sie eine Nachricht – E-Mail, SMS oder Brief – oder hinterlassen Sie eine Nachricht auf dem Anrufbeantworter, sobald Sie können. Wählen Sie das Kommunikationsmittel, das für Sie beide am besten funktioniert. Bieten Sie Ihre Hilfe an, aber drängen Sie sich nicht auf, etwa wenn es um einen Besuch geht. Seien Sie in Kontakt, zu den Bedingungen, die der oder die Erkrankte vorgibt.

Seien Sie einfach da

Seien Sie bereit, zuzuhören, und lassen Sie die betroffene Person über ihre Sorgen sprechen. Ihre Rolle ist nicht die des Retters, also halten Sie sich mit Vorschlägen zurück. Am meisten helfen Sie, wenn Sie einfach zuhören. Es kann sein, dass der oder die Krebskranke lieber über alltägliche Dinge sprechen möchte, also versuchen Sie herauszufinden, in welcher Stimmung er/sie ist, und lassen Sie sich von ihm/ihr leiten. Bleiben Sie authentisch; es ist in Ordnung, Ihre Gefühle zu zeigen, es ist in Ordnung, zuzugeben, dass Sie sich nicht sicher sind, was Sie sagen sollen, und es ist sogar in Ordnung, wenn Sie lachen. Und sollten Sie fachlich nicht qualifiziert sein, behalten Sie bitte Ihre medizinischen Ratschläge für sich.

Bieten Sie Hilfe an

Zweifellos dreht sich jetzt alles nur um die Erkrankten. Was auch immer Sie selbst möchten, versuchen Sie, die Wünsche des anderen zu unterstützen – auch wenn Sie die Dinge selbst vielleicht ganz anders sehen. Erinnern Sie sich immer wieder daran, um wen es gerade geht. Praktische Hilfen können ein Geschenk des Himmels sein. Die meisten Kranken werden es zu schätzen wissen, wenn Sie Essen machen, Fahrdienste, Babysitten oder Haus- und Gartenarbeit übernehmen. Seien Sie sich bewusst, dass es einigen Leuten schwerfällt, um Hilfe zu bitten, also scheuen Sie sich nicht, Hilfe anzubieten.

Schenken Sie kleine Aufmerksamkeiten

Ein kleines Geschenk oder ein Blumenstrauß kann jemandem, der sich gerade einer Krebsbehandlung unterzieht, wirklich guttun. Es ist der Gedanke, der zählt, also sind keine teuren Geschenke nötig. Ein Buch, eine Zeitschrift, eine DVD oder CD, eine Handcreme, eine wärmende Decke oder eine schöne Topfpflanze – das alles können sinnvolle Geschenke sein. Auch ein Exemplar dieses Buches ...

Finanzielle Unterstützung

In dieser Zeit steigen die persönlichen Ausgaben meist stark an. Wenn das Haushaltsbudget bereits knapp bemessen ist, können Dinge wie Parkgebühren am Krankenhaus, Transportkosten, Unterbringung außer Haus oder Kinderbetreuung die Sorgen der Familie noch verstärken. Möglicherweise könnten Sie einen Teil dieser Kosten übernehmen, wenn es Ihnen angemessen erscheint. Dies sollte jedoch sensibel gehandhabt werden, um Kränkungen zu vermeiden. Vieles wird davon abhängen, wie nahe Sie der Person stehen, die Hilfe braucht. Und wenn finanzielle Unterstützung nicht angebracht ist, aus welchem Grund auch immer, dann überlegen Sie sich doch, ob Sie nicht einen Gutschein für Benzin oder Lebensmittel schenken möchten, was manchmal sinnvoller als ein Strauß Blumen sein kann.

Denken Sie auch an den Partner/die Partnerin

Es ist selbstverständlich, dass die an Krebs erkrankte Person im Zentrum der Aufmerksamkeit steht. Doch auch der Mensch, der für sie sorgt und sie pflegt, sollte nicht übersehen werden. Auch für ihn ist es vermutlich eine schwierige Zeit, und die hier aufgeführten Vorschläge können auch ihm guttun.

Kraft tanken für den Alltag

Wir hoffen, dass dieses Buch sowohl Menschen, die an Krebs erkrankt sind, als auch ihren Freunden und Verwandten eine wertvolle Hilfe in dieser schwierigen Zeit sein wird und dass sie die Vorschläge und Rezepte, die hier enthalten sind, anwenden, um jeden Tag ein bisschen angenehmer und ruhiger zu machen.

Karens Geschichte

Krebs hat einen großen Einfluss auf meine Familie gehabt. Seit meinem fünfzehnten Lebensjahr habe ich über einen Zeitraum von fast fünfzehn Jahren miterlebt, wie zunächst mein Vater und dann auch meine Mutter an Krebs erkrankten, mit Krebs lebten und schließlich in der Blüte ihres Lebens an Krebs starben. Ich möchte nicht leugnen, dass es sehr hart war, meine Eltern an den Krebs zu verlieren. Es scheint mir noch immer unbegreiflich. Ich fühle viel Traurigkeit, aber ich erinnere mich auch an die Zeiten der Liebe und des Lachens, und ich bin dankbar für die vielen Dinge, die ich von ihnen gelernt habe. Mein Großvater väterlicherseits starb an Kehlkopfkrebs und eine der jüngeren Schwestern meiner Mutter bekam Brustkrebs, hat diesen aber glücklicherweise besiegt.

Ich möchte nicht leugnen, dass es sehr hart war, meine Eltern an den Krebs zu verlieren. Es scheint mir noch immer unbegreiflich.

Nachdem meine Eltern gestorben waren, wurde ich ehrenamtliche Mitarbeiterin unseres örtlichen Hospizes, denn ich wollte mich auf diese Weise für all die Hilfe bedanken, die ich dort bei der Betreuung meiner Eltern erhalten hatte. Ich habe viel geschrieben, um die lebensbejahende Arbeit zu fördern, die dort geleistet wird, und Gespräche sowohl mit Menschen geführt, die unheilbar krank waren, als auch mit ihren Familienangehörigen, Pflegern und Hospizmitarbeitern. Ein Interview mit Mitch Albom, Autor von »Dienstags bei Morrie: Die Lehre eines Lebens«, veranlasste mich, »Unbreakable Spirit: Facing the Challenge of Cancer« zu schreiben, ein Buch mit inspirierenden Erfahrungsberichten krebskranker Menschen, einschließlich meiner Mutter und meines Vaters. Seitdem habe ich

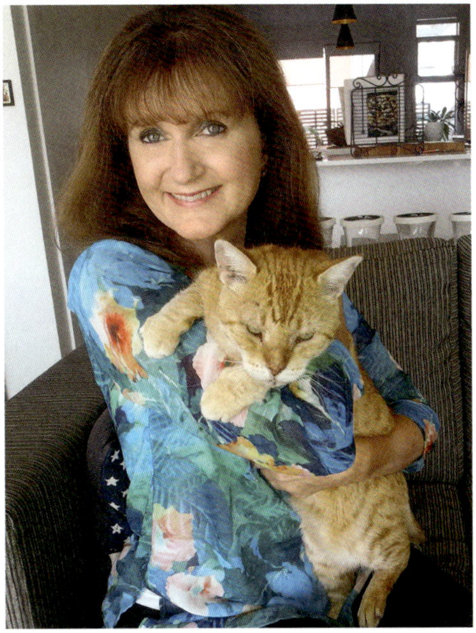

viele schöne Briefe von Familien erhalten, die mir erzählen, wie sehr ihnen mein Buch geholfen hat. Wie ich gehofft hatte, fanden die verschiedenen Kapitel unterschiedlichen Widerhall bei den Familien und alle konnten Hilfe und Trost aus den verschiedenen Berichten ziehen.

2011 stand dann mein eigener Kampf gegen Brustkrebs an, und meine Geschichte ist eine weitgehend positive. Sie handelt davon, wie wichtig es ist, gut informiert zu sein und den potenziellen Killer frühzeitig zu erwischen. Es ist eine Geschichte meines Kampfes gegen den Krebs, mit der Rückendeckung meines Ärzteteams, meiner Familie und meiner Freunde. Es ist eine Geschichte des Glaubens und der Zuversicht. Es ist die Geschichte einer guten Prognose und davon, wieder gesund und glücklich zu sein und wieder voll und ganz im Leben zu stehen. Doch der Gewaltmarsch, den der Krebs mir abverlangt hat, war zweifellos schwer – vielleicht die größte Herausforderung, der ich mich je im Leben stellen musste; auf jeden Fall die körperlich anstrengendste.

Trotz der Krebserfahrungen meiner Familie und der Gespräche mit zahlreichen Krebspatienten habe ich gelernt, dass uns nichts darauf vorbereiten kann, die Diagnose selbst zu erhalten. Ich hatte es mir angewöhnt, in meinen Dreißigern – und somit lange vor dem empfohlenen Alter – jedes Jahr eine Mammographie und eine Ultraschalluntersuchung durchführen zu lassen. Da mich diese Termine schon allmählich langweilten, war es ein großer Schock, als ich

2011 zu meinem regulären Termin ging und mein Arzt beim Ultraschall einen Knoten in der Brust entdeckte. Es dauerte eine Weile, bis mein Gehirn die Information verarbeitet hatte, und ich erinnere mich noch sehr deutlich daran, wie mein Körper anfing zu zittern, nachdem ich kurze Zeit später eine Biopsie hatte machen lassen.

Ich erhielt das Ergebnis der Biopsie an einem Freitag. Am darauffolgenden Montag hatten mein Mann und ich einen Termin beim Chirurgen, der uns eine Reihe wohlüberlegter Optionen vorstellte. Das machte es mir leichter, mich für eine Mastektomie zu entscheiden, zumal ich das Glück hatte, dass gleichzeitig eine Brustrekonstruktion durchgeführt werden konnte. Ich weiß noch genau, dass ich mich bei dieser Entscheidung sehr ruhig gefühlt habe, und wir warteten nicht lange damit, den Leuten, die es wissen sollten, davon zu erzählen.

Im Nachhinein denke ich, dass mir schon immer klar war, dass ich die Dinge offen ansprechen würde, sollte ich jemals mit dieser besonderen Herausforderung des Lebens konfrontiert werden. Ich hatte erlebt, dass der Weg meines Vaters, jedem ganz offen davon zu erzählen, letztendlich besser war als die Wahl meiner Mutter, die versuchte, die Dinge extrem privat zu halten. Mein Vater musste sich zwar mit einigen unsensiblen Menschen auseinandersetzen, insgesamt aber überwog die Unterstützung und Liebe, die er erhielt, bei weitem alle unüberlegten Kommentare. Was mich selbst betrifft, so schien es mir einfacher, offen zu sein, um die Unterstützung zu bekommen, die ich brauchte; und ich hatte das Gefühl, dass es auch für die Menschen, die sich um mich kümmerten, einfacher wäre. Mein Umfeld war offensichtlich sehr betroffen, als es von meiner Krebserkrankung erfuhr, doch auch sehr unterstützend. So konnten wir darüber sprechen, dass ich zwar eine beängstigende Krankheit hatte und eine Brust verlieren würde, nicht aber meine Persönlichkeit.

Wir riefen meine Schwester an, die verständlicherweise erschüttert war – sie hatte ja bereits beide Eltern an Krebs verloren und nun litt auch ihre einzige Schwester an diesem Übel. Es war eine schlimme Nachricht, die wir ihr mitteilen mussten, doch wir konnten sie auch beruhigen: Es sah so aus, als sei der Krebs früh genug entdeckt worden und heilbar. Sie plante sofort ihren nächsten Besuch bei uns.

Ich erinnere mich noch gut daran, wie freundlich alle zu mir waren, und zwar während der gesamten Dauer meines Kampfes gegen den Krebs.

Ich fühle mich gesegnet, weil ich solch fürsorgliche Menschen in meinem Leben habe. So viele Blumen kamen zu Hause an, dass ich mir vorkam wie in einem Blumenladen. Die Leute schickten Karten, kleine Geschenke und Briefe, die mir Mut machten. Scheinbar endlose tröstende Nachrichten wurden auf unseren beiden Anrufbeantwortern hinterlassen. Liebe

Freunde überall auf der Welt beteten für meine Gesundheit, auch meine Kirchengemeinde. Ich war wirklich überwältigt von der aufrichtigen Liebe und Zuwendung meiner Freunde und meiner Familie – sogar von Leuten, die ich vor der Diagnose noch gar nicht gut kannte.

Bei der Operation lief alles gut, doch der Tumor war deutlich größer, als wir erwartet hatten: 5,3 cm statt 2 cm. Die gute Nachricht war, dass meine Lymphknoten nicht befallen waren – eines der größten Risiken bei Brustkrebs. Und dank der Möglichkeit, gleichzeitig eine Rekonstruktion durchführen zu können, spürte ich unter den Verbänden bereits meine neue Brust.

Auch meine Genesung nach der Operation verlief gut, ich wurde innerhalb von drei Tagen aus dem Krankenhaus entlassen und konnte nach wenigen Wochen wieder zur Arbeit zurückkehren. Wenn die Operation ein wichtiger Tag für mich gewesen war, dann war die Besprechung der Ergebnisse ein paar Wochen später der nächste Tag X. Ich erhielt eine weitere gute Nachricht: Bei der Operation war der gesamte Krebs entfernt worden, mit schmalen, aber freien Rändern. Die Ergebnisse zeigten, dass es sich um ein Östrogen-positives duktales Mammakarzinom handelte, was ebenfalls beruhigend war, da es Medikamente gibt, die das Östrogen blockieren. Doch anstelle eines Tumors ersten Grades, den wir erwartet hatten, hatte er sich als ein Karzinom in der Grauzone zweiten Grades herausgestellt. Dies und mein relativ junges Alter führten dazu, dass die Fachärzte bei einem Treffen meinen Fall besprachen, um Behandlungsmöglichkeiten empfehlen zu können. Es sah ganz so aus, als würde eine Operation nicht ausreichen, es war jedoch zunächst nicht klar, wie der nächste Schritt aussehen würde.

Mein Mann und ich nahmen eine Reihe von Terminen wahr, um die Informationen zu erhalten, die wir brauchten. Ich war felsenfest davon überzeugt, dass ich alles in meiner Macht Stehende tun würde, um ein Rezidiv zu vermeiden, nachdem ich meine Eltern an den Krebs verloren hatte. Ich wollte nicht in fünf Jahren mit sekundärem Krebs konfrontiert werden … Jetzt war genau die richtige Zeit, mich vorbeugenden Behandlungen zu unterziehen.

Wir beschlossen, dass ich drei Monate Chemotherapie, fünf Wochen Bestrahlung meiner neuen Brust und dann ein Medikament namens Tamoxifen erhalten würde, das gleiche Medikament, das meine Mutter vor vielen Jahren eingenommen hatte. Es würde die Wirkung des Östrogens blockieren (das die Brustkrebszellen anfeuert). Statistisch gesehen gab es einen guten Grund, dies alles auf mich zu nehmen. Nach der alleinigen Operation hatte ich eine 70-prozentige Chance, in zehn Jahren krebsfrei zu sein. Durch diese zusätzlichen Behandlungen konnte ich meine Überlebenschance auf 86 Prozent erhöhen. Ich wusste, dass es eine schwere Zeit werden würde, aber ich war äußerst glücklich, diese Optionen zu haben. Weitaus schlimmer wäre es gewesen, wenn man mir gesagt hätte, dass ich Krebs hätte, aber nichts dagegen tun könne.

Die Chemotherapie machte mir zugegebenermaßen große Angst. Mein Vater hatte während seiner Chemo eine schlimme Zeit durchgemacht, aber mein wundervoller Onkologe beruhigte mich und erklärte mir, dass es mittlerweile viel bessere unterstützende Therapiemöglichkeiten gäbe, die in der Lage seien, einige der störenden Nebenwirkungen abzuschwächen. Es wurden vier Behandlungen im Abstand von jeweils drei Wochen festgelegt. Ich tat was ich konnte, um mich auf die Chemotherapie vorzubereiten. Ich sprach mit meinen Arbeitskollegen und wir legten gemeinsam in Absprache mit meinem Onkologen fest, wie ein realistischer Arbeitsplan in dieser Zeit aussehen könnte. Dann ließ ich mir von meinem Friseur die Haare zu einem kurzen Bob schneiden und kaufte mir eine Perücke. Ich war nervös, aber bereit, die Herausforderung anzunehmen.

Ich entschied mich dafür, die Chemo nicht allein, sondern gemeinsam mit mehreren anderen Frauen stationär zu erhalten. Das war eine gute Entscheidung, denn es wurde eine überraschend positive Erfahrung. Die anderen Frauen waren sehr offen und freuten sich, ihre Erfahrungen mit mir zu teilen, und bald schon saßen wir herum und erzählen uns unsere Geschichten, als würden wir uns schon seit Jahren kennen. Die Krankenschwestern waren wunderbar, sehr professionell und fürsorglich.

Jeder Behandlungszyklus verlief in etwa gleich: In der ersten Woche hatte ich das Gefühl, vergiftet worden zu sein, dies besserte sich in der zweiten und dritten Woche des Zyklus langsam, bevor ich zur nächsten Runde ins Krankenhaus ging. Ich besitze noch immer das dreiseitige Arzneimittel-Informationsblatt, das die möglichen Nebenwirkungen auflistet, einschließlich der gängigsten: Übelkeit, Erbrechen, Aphthen, Haarausfall, Durchfall, schlimmer Müdigkeit und Schwächegefühl. Erst vor kurzem habe ich die Symptome markiert, die sich bei mir selbst gezeigt hatten. Beim ersten Medikament hatte ich sechs der möglichen Nebenwirkungen. Bei Medikament Nummer zwei zeigten sich sieben der möglichen sechzehn Nebenwirkungen. Diese Quote finde ich gar nicht so schlecht. Am schlimmsten fand ich persönlich die extreme Müdigkeit und meine Appetitlosigkeit. Einige Frauen beklagten sich über Gewichtszunahme, aber mir fiel es während der Therapie schwer, ausreichend zu essen. Alles schmeckte nach Metall! Mein Mann, ein fabelhafter Koch, wusste einfach nicht, was er mir zu essen machen sollte. Ich verweigerte sogar Schokolade, ein Genussmittel, das ich normalerweise liebe. Der einzige Geschmack, den ich in diesen Monaten genoss, war der von Balsamico-Essig.

Während der zweiten Chemotherapie-Runde fielen mir die Haare aus – innerhalb von nur 24 Stunden. Es war sehr dramatisch, aber anstatt mich zu ärgern, fand ich es faszinierend. Ich überredete meinen Friseur, die verbliebenen Fransen abzurasieren, und war froh, dass ich meine hübsche Perücke zur Hand hatte. Sie gab mir das Selbstvertrauen, weiterhin zur Arbeit zu gehen (ich mochte die Art und Weise nicht, wie mein kahler Kopf mich als Krebspatientin outete). Als es mir besser ging, beschloss ich sogar, etwas Humor in die Sache zu bringen, und trug freitags, wenn wir uns im Büro legerer kleideten, billige Karnevals-Perücken, am liebsten eine leuchtend rosafarbene. Zu Hause trug ich meistens nur eine Mütze oder ließ meinen Kahlkopf sogar unbedeckt. Mein Mann war sehr lieb und sagte mir oft, dass ich einen schönen wohlgeformten Kopf hätte.

Die Entscheidung, während meiner Behandlung weiter arbeiten zu gehen, war eine große Herausforderung. Sosehr ich mich auch bemühte, ich schaffte es einfach nicht, einen ganzen Tag durchzuhalten, obwohl ich die meisten Tage um 9 Uhr morgens mit der Arbeit begann und bis etwa 16 Uhr durcharbeitete. Nach der Hälfte der Behandlung musste ich mir eingestehen, dass ich mich völlig erschöpft, schutzlos und zerschlagen fühlte. Es schien keine Rolle zu spielen, wie lange ich geruht oder geschlafen hatte, ich fühlte mich trotzdem immer erschöpft!

Eines Nachts fiel mir auf, dass sich die Haut auf meinem Gesicht abschälte wie nach einem leichten Sonnenbrand. Ich begann, jeden Tag der Behandlung im Kalender auszustreichen, als säße ich eine Gefängnisstrafe ab; den letzten Behandlungstermin, den 29. November, markierte ich mit Leuchtstift. Auf den Fotos, die während meiner letzten Chemotherapie-Sitzung aufgenommen wurden, sehe ich müde, aber triumphierend aus. Ich hatte es geschafft! Ich erinnere mich noch sehr deutlich daran, dass ich mich Wochen später, als wir die Arbeit für die Weihnachtstage unterbrachen, fühlte, als wäre ich 90 Jahre alt.

Die Strahlentherapie stand als Nächstes an und Gott sei Dank habe ich sie gut vertragen – obwohl ich weiß, dass sie für manche Patienten ziemlich heftig ist. Nach der Hälfte der Behandlungszeit begann meine Haut leicht verbrannt auszusehen. Am Ende sah es entsetzlich aus, die betroffenen Bereiche waren leuchtend violett. Doch meine Haut blieb intakt und es war nicht annähernd so schmerzhaft, wie es aussah. Zu dieser Zeit fing mein Haar wieder an zu wachsen und mein Mann meinte, dass ich mit meinem Igelschnitt aussähe wie ein kleiner Soldat.

Am 1. Januar 2012 begann ich mit der Einnahme von Tamoxifen. Die erwarteten Wechseljahrsbeschwerden blieben, abgesehen von trockenerer Haut und Haaren, aus. Etwa zu dieser Zeit erhielt ich auch die Genehmigung für einen Gentest, um die Geschichte meiner Familie hinsichtlich des Brustkrebses untersuchen zu lassen. Nach umfangreichen Recherchen wurde festgestellt, dass ich kein mutiertes BRCA1- oder BRCA2-Gen (wie Angelina Jolie) besitze, doch ich ließ eine DNA-Probe in die Akten mitaufnehmen, für den Fall, dass meine

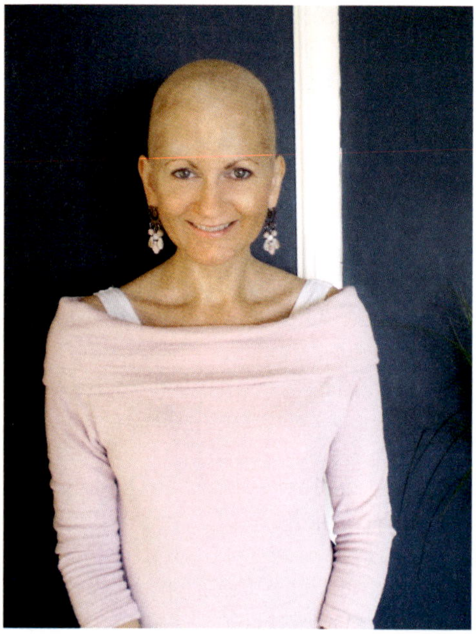

Nichten sie in Zukunft vielleicht einmal brauchen sollten.

Es war an der Zeit, nach vorn zu blicken. Mein Mann und ich hatten bereits beschlossen, Mitte 2012 eine fünfwöchige Reise nach Europa zu machen und einige der schönsten Orte zu besuchen. Nach meiner Krebsbehandlung, die für meinen Mann wohl genauso anstrengend gewesen war wie für mich, sollte es ein unglaubliches Abenteuer für uns als Paar werden. Doch ich hörte auf den Rat meiner Hausärztin, so verlockend diese Traumreise auch war. Sie warnte mich davor, mich im kommenden Jahr zu übernehmen. Sie wusste, wie sehr ich mich danach sehnte, zu den vielen Dingen zurückzukehren, die ich während der Behandlung aufschieben musste. Es war ein sehr kluger Ratschlag. Denn nach unserem Urlaub fing ich mir jede Krankheit ein, die umging. Im Nachhinein bin ich der Meinung, dass dies die schwierigste Zeit war, vor allem hinsichtlich meiner Emotionen. Ich fühlte mich zerbrechlich und für den Alltag nicht gewappnet. Ich verlor das Vertrauen in mich selbst – in meinen Körper, meinen Geist, meine Fähigkeiten. Ich war gewarnt worden, dass dieses Gefühl häufig auftritt, aber es war schwer, dieses hinter mir zu lassen, und es dauerte seine Zeit, bis ich meine positive Einstellung zurückgewonnen hatte.

Es gab Tage, an denen mich die Angst erdrückte. Statt meiner 86-prozentigen Überlebenschance verfolgte mich das 14-prozentige Risiko des Nicht-Überlebens. Mein Körper war schon einmal schwach gewesen, warum also sollte es nicht wieder passieren?

Einigen der Patienten, die ich während meiner Behandlung kennengelernt hatte, war es nicht so gut ergangen. Und dann war da mein erster Auftrag nach meiner Genesung. Ein Interview mit einer Frau meines örtlichen Hospizes, jünger als ich und unheilbar an Brustkrebs erkrankt. Sie starb zwei Tage nach dem Interview. Ein lieber Freund, der mir während meines Kampfes gegen den Krebs eine große Hilfe gewesen war, zog nach Großbritannien – und starb einige Zeit später. Angesichts dieser Verluste konnte ich gar nicht anders, als über meine eigene Sterblichkeit nachzudenken. Das Einzige, das hilft, die Angst zu überwinden, ist der Glaube. Der Glaube daran, dass ich meinen Ärzten und den Informationen, die sie mir gegeben haben, vertrauen darf. Und vielmehr noch der Glaube, dass alles in Gottes Hand liegt.

Die Leute fragen mich, ob mich der Krebs verändert hat. Ich glaube nicht, dass man an Krebs erkranken kann, ohne dass sich das Leben in irgendeiner Weise verändert. Mein Mann und ich hatten schon immer eine sehr enge Beziehung, aber wir sind uns noch nähergekommen. Mein Glaube an Gott ist stärker. Ich fühle mich älter, aber auf eine Art und Weise, die über die meines tatsächlichen Alters hinausgeht. Mir geht es gut, aber ich brauche mehr Schlaf als früher und ich will und kann mich körperlich nicht mehr so anstrengen, wie ich es früher getan habe. Zweifellos fürchte ich mich nun mehr vor einigen Dingen wie Krankheit und Tod, denn wenn der Krebs wiederkäme, wäre er wohl unter Umständen nicht wieder so gut in den Griff zu bekommen. Interessanterweise gehe ich heute aber auch mehr Risiken ein, und es kümmert mich nicht mehr so sehr, was andere Leute denken. Dafür ist es mir umso wichtiger, den Menschen, die mir wichtig sind, etwas zurückzugeben.

Ich hoffe, dass das Teilen meiner Erfahrungen anderen Menschen helfen wird, sich ihrem eigenen Kampf gegen den Krebs zu stellen. Ich habe es geschafft, und ich vertraue darauf, dass auch andere Menschen diese herausfordernde Lebenserfahrung mit einem unbeschadeten Geist überstehen können und für ihre nächste Lebensphase bereit sein werden. Und ich hoffe auch, dass »Körper und Seele stärken bei Krebs« eine wertvolle Hilfe für Menschen sein wird, die sich mitten in ihrer Krebsbehandlung befinden. Es enthält so viele wertvolle Informationen, dass ich mir wünschte, ich hätte das alles gewusst, als ich mitten in meinem eigenen Kampf steckte. Darum hoffe ich, dass einige der Tipps und Rezepte, die auf diesen Seiten enthalten sind, Ihnen helfen werden, jeden Tag ein wenig angenehmer zu machen.

Sams Geschichte

Sam Mannering ist ein sympathischer, junger und talentierter Autor mehrerer Bestseller-Kochbücher, außerdem ist er regelmäßiger Kolumnist und Autor zahlreicher Publikationen. Als ich begann, einen begabten Koch zu suchen, der die Rezepte für dieses Buch kreieren sollte, war Sam meine erste Wahl. Warum? Seine Rezepte gehören zu denen, die wir am häufigsten kochen, weil die Gerichte so lecker sind. Er konzentriert sich auf frische und biologische Zutaten und entwickelt Gerichte, die trotz ihrer hohen Qualität einfach zuzubereiten sind und keine abschreckend lange Liste an Zutaten beinhalten. Als ich ihn bat, bei diesem Projekt mitzumachen, sagte er sofort zu; erst später fand ich heraus, dass auch er den Krebs überlebt hat.

Ich traf mich mit Sam an einem hellen Wintertag in Aucklands historischem Pah Homestead, in dem sich nicht nur eine großartige Kunstgalerie, sondern auch Sams eigenes, angesehenes Restaurant befindet. Nachdem wir Tee bestellt hatten, saßen wir auf der großen Veranda und sprachen über Sams Kampf gegen den schwarzen Hautkrebs, den er nicht nur ein-, sondern zweimal gewann. Zuletzt war ihm ein Melanom von der rechten Gesichtshälfte, nahe dem Wangenknochen und direkt unter dem Auge, entfernt worden. Das ist vielleicht das Schlimmste, was einem hochkarätigen Koch passieren konnte, der ab und an auch als Schauspieler auf die Bühne tritt, wenn er nicht gerade in der Küche wirkt.

»Da ist eine kleine Narbe«, sagte er und zeigte auf seine Wange. Ich schaute genau hin, konnte aber nichts sehen. »Es ist Ironie: Ich habe helle Haut, sodass die Narbe nur dann zu sehen ist, wenn ich zu viel Sonne abbekomme. Die Narbe wird dann weiß, während der Rest meines Gesichts die Farbe Roter Bete annimmt.«

Wir waren uns einig, dass dies eine gute Erinnerung daran ist, uns von der Sonne fernzuhalten. Dann lehnte ich mich zurück, um Sams Geschichte zu hören.

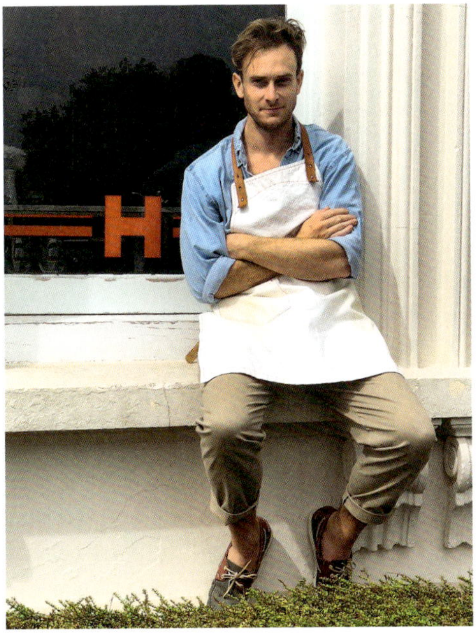

»Meine Familie hat schon immer viel Wert auf Hautscreenings gelegt. Mein Großvater mütterlicherseits starb, als er Anfang sechzig war. Die Familie meines Vaters hat sehr helle Haut, deshalb mussten auch sie alle immer aufpassen. So war es selbstverständlich für mich, meine Muttermale regelmäßig untersuchen zu lassen. Gegen Ende meiner Teenagerjahre bemerkte ich eine Sommersprosse an meinem Oberschenkel, die besonders dunkel aussah, also ließ ich sie untersuchen. Innerhalb einer Woche musste sie herausgestanzt werden und ich war sehr überrascht, wie viel Gewebe dabei entnommen wurde. Ich hatte nur eine örtliche Betäubung bekommen, also saß ich da und schaute zu. Mir wird nicht leicht mulmig oder so, aber es war doch ziemlich schockierend zu sehen, wie viel sie herausschnitten. Das war also meine erste Erfahrung mit einem Melanom.«

Nach dieser Erfahrung war Sam noch wachsamer, und regelmäßige Kontrollen wurden Teil seines neuen Alltags. In einigen Fällen wurden verdächtige Muttermale entfernt, die zum Glück alle gutartig waren. Doch im Winter 2014 bemerkte er, dass eine Sommersprosse auf seinem Gesicht plötzlich extrem gewachsen war.

»Als diese Sommersprosse auf meinem Gesicht sich so dramatisch veränderte, ging ich sofort zur Kontrolle zu meiner Ärztin. Sie war besorgt und nahm eine Gewebeprobe.«

Sam war auf schlechte Nachrichten vorbereitet, als er zur Ärztin zurückkehrte. Schnell war klar, dass er sich erneut einem Melanom stellen musste – dieses Mal jedoch an einem sehr sichtbaren Teil seines Gesichts. Trotzdem beschloss er, die Situation gelassen in Angriff zu nehmen. Und obwohl seine Eltern zu der Zeit gerade in Übersee waren, gab ihm das, was sie immer gesagt hatten, Halt: »Ich denke, im Leben hat man zwei Möglichkeiten: Entweder man wird mit etwas fertig oder nicht. Das habe ich von meinen Eltern gelernt. Ich weiß, es ist leichter gesagt als getan, aber ich habe mich bewusst dafür entschieden, den Tatsachen ins Auge zu schauen. Natürlich sind wir alle Menschen und es ist in Ordnung, bei solch einer schrecklichen Nachricht starke Gefühlsregungen zu haben, doch ich war entschlossen, mein Leben weiterzuführen wie bisher.«

Ich denke, im Leben hat man zwei Möglichkeiten: Entweder man wird mit etwas fertig oder nicht.

»Ich leugnete weder den Krebs noch die Tatsache, dass ich eine Therapie machen musste, doch ich akzeptierte, dass dies meine neue Wirklichkeit war, mit der ich mich eben abzufinden hatte. Ich wollte dem Krebs nicht mehr Macht über mich geben als die, die er bereits besaß, und ich entschied mich bewusst dafür, mein Leben so weit wie möglich weiter zu leben, als ob ich dieses neue Wissen nicht hätte.«

Während des größten Teils des Winters 2014 bekam Sam eine intensive Strahlentherapie und musste gleichzeitig die vielen Aufgaben für die Erstellung seines zweiten Kochbuchs »Food Worth Making« unter einen Hut bekommen.

»Ich bin fest davon überzeugt, dass es gut ist, viel zu tun zu haben, und habe in der Regel immer mehrere Projekte am Laufen. Das macht das Leben spannend, darum wollte ich nicht aufhören, am neuen Kochbuch zu arbeiten. Aber ich hatte Glück, denn es war mein eigenes Projekt, das ich in meinem eigenen Tempo verwirklichen konnte. Es wäre wahrscheinlich anders gelaufen, wenn ich in dieser Zeit für jemand anderen gearbeitet hätte, was bei vielen Menschen ja der Fall ist. Ich hatte also eine Flexibilität, die andere vielleicht nicht haben.«

Sam räumte ein, dass die Bestrahlung nicht nur schmerzhaft war, sondern dass ihn auch eine starke Platzangst befiel. Während der Behandlung bekam er schreckliche blaue Flecken, aber er konnte sich seinen Humor bewahren, auch wenn er der Welt ein anderes Gesicht zeigte.

»Ich bin in dieser Zeit nicht viel ausgegangen, und wenn ich es tat, trug ich einen Hut und eine Sonnenbrille, um die Auswirkungen der Strahlentherapie zu verbergen. Mein Mitbewohner und ich haben immer über meinen neuen Look gescherzt. Manchmal bekam ich dunkle Tränensäcke unter den Augen, dann sah ich aus wie ein Panda!«

Wie ich selbst war auch Sam erstaunt darüber, wie viel Schlaf er während der Behandlungen brauchte. »Ich bin der Sohn eines Bauern, und vor der Erkrankung dachte ich, dass jeder, der nach 6 Uhr morgens noch schläft, verschlafen haben muss. Doch mein Körper verlangte plötzlich deutlich mehr Schlaf. Ich weiß, dass es lächerlich scheint, aber manchmal ging ich um 3 Uhr nachmittags zu Bett und wachte erst gegen 11 Uhr am nächsten Vormittag wieder auf. Ich konnte mir dann einen Film ansehen oder ein wenig an dem neuen Buch arbeiten, und dann war die Energie auch schon wieder verbraucht.«

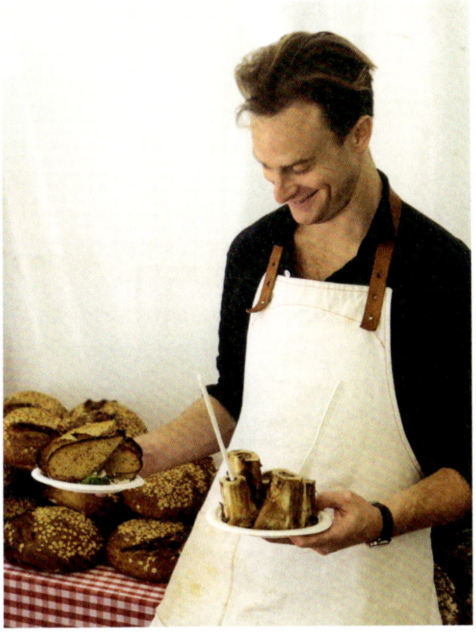

Da sich das Melanom so nah am Wangenknochen befand, hatten die Ärzte Bedenken, dass es Metastasen bilden könnte, aber Sam wurde Entwarnung gegeben. Ich fragte ihn, ob er sich Sorgen mache, dass der Krebs zurückkehre.

»Ich werde manchmal ein bisschen nervös, wenn ich eine neue Sommersprosse entdecke, aber ich bin einfach wachsam. Ich lasse mich regelmäßig checken. Ich habe gerade einen braunen Fleck auf der Brust, der überprüft werden muss. Die Screenings sind nun einmal Teil meines Lebens geworden. Und auch meine Familie ist betroffen: Papa hat sich schon ein paar Male entfernen lassen. Auch meiner Schwester und meiner Tante wurden einige entfernt. Es ist ein Familienthema und wir müssen eben lernen, damit umzugehen.«

Ich fragte Sam, ob die Erfahrung mit dem Krebs seine Einstellung zum Thema Essen verändert habe, das für ihn als Profikoch offensichtlich ein wichtiger Teil des Lebens ist. Er gab zu, dass er während der Behandlung ein paar Dinge wie rotes Fleisch, Tomaten und Chilischoten gemieden hatte, sagte jedoch gleichzeitig, dass sich seine Meinung bezüglich Lebensmitteln generell nicht verändert habe.

»Vor dem Hintergrund meiner ländlichen Herkunft bin ich sehr einfach gestrickt, was die Ernährung betrifft. Ich habe immer gegessen, was auf meinem Teller lag, das war eben die Regel. Als ich ins Internat kam, war es dasselbe. Für mich geht es beim Thema Ernährung darum, vernünftig zu sein und ein Bewusstsein dafür zu haben, woher ein Nahrungsmittel kommt und was mit ihm gemacht wurde. Essen bedeutet nicht nur, den Hunger zu stillen. Essen ist viel mehr. Es nährt, hält dich bei Laune und tut dir gut.«

Wie geht es Sam mit den Stellen, aus denen die Melanome entfernt wurden? »Der Hautkrebs hat die Art und Weise verändert, wie ich mein Gesicht empfinde. Die Narbe ist kaum zu sehen, aber ich habe noch immer eine merkwürdige Bewusstheit für das Melanom. Die Stelle fühlt sich anders an. Selbst wenn ich sie jetzt berühre, fühlt sich diese Gesichtshälfte anders an. Da ist so ein taubes Gefühl. So ist das vermutlich mit dem Narbengewebe, so ist das eben.«

Die Zeit, in der Sam darum gekämpft hat, sein Leben so normal wie möglich zu gestalten, war eine Zeit der Selbstfindung, erzählte er mir. »Wenn du so etwas durchmachst, findest du heraus, wo deine Stärken und Schwächen liegen. Es ist, wie ein Geschäft zu gründen oder in einer Beziehung mit jemandem zu sein. Etwas durchzumachen, das so lebensverändernd ist wie Krebs, lässt dich eine Menge über dich selbst erfahren, über das du vorher nie wirklich nachgedacht hast, Dinge, mit denen du zuvor nicht unbedingt konfrontiert worden bist. Es geht um Alles oder Nichts, und man muss darauf reagieren. Ich habe viel über mich selbst gelernt.«

Als ich zum ersten Mal an Sams Erfahrungsbericht schrieb, dachten wir beide, dass dieses Kapitel fertig und abgeschlossen sei. Dann aber traf ich ihn viele Monate später – zu einem unserer regelmäßigen Projekttreffen – und Sam ließ eine Bombe platzen: Bei ihm war gerade sein drittes Melanom diagnostiziert worden – diesmal an der linken Hand.

»Ich bin sehr glücklich, dass es an einer Stelle wuchs, an der ich es sehen konnte. Ich ging sofort zu meinem Hausarzt, der Hautexperte ist. Er nahm Proben und innerhalb weniger Tage hatte ich die Gewissheit, dass es sich um ein Melanom handelte. Ich habe es herausschneiden lassen und die Stelle wurde zweimal bestahlt.«

Sam gab zu, dass er zunächst sehr bestürzt über die Nachricht gewesen war. Genau genommen war er erschüttert. Er hatte sich auf die Weihnachtsfeiertage gefreut und geplant, sich auf den Weg zum Strand zur Erholung zu machen. »Ich war bestürzt darüber, dass es zum dritten Mal geschah, und dass ich mich wieder behandeln lassen musste. Kurz nach der Diagnose verbrachte ich einen Männerabend mit einigen meiner engsten Freunde, und ich denke, das war der Moment, als es mich plötzlich traf wie der Blitz. Wir hatten uns nach dem Abendessen entspannt ein paar Drinks gegönnt und einer meiner Freunde erzählte uns von seinem Bruder, der an Multipler Sklerose gestorben war. Ich glaube, da hat mich dann meine eigene Situation eingeholt. Aber ich habe Glück, meine Spezialisten haben nie gesagt, dass es bösartig sei, und wir haben den Krebs zu fassen bekommen, bevor er sich ausbreiten konnte. Natürlich ist es normal, sich Sorgen zu machen, aber es ist auch ein bisschen so, wie wenn man in ein Auto einsteigt und denkt, dass man einen Autounfall haben könnte. Ich betrachtete die ganze Sache nur als einen Prozess. Ich bin dankbar, dass die Wunde schnell verheilt ist.«

Ich war wirklich beeindruckt von Sams positiver Einstellung. Obwohl ich sicher war, dass er von der erneuten Diagnose des Melanoms leicht schockiert war, war er sofort begeistert, dieses

Buch mit mir zu schreiben. Ein weiteres Mal mehr war er wieder mit der harten Realität der Krebserkrankung konfrontiert, und genau das half ihm, die vielen wunderbaren Rezepte für dieses Buch zu kreieren – Rezepte, die mit viel Sorgfalt und dem Wissen darüber erstellt wurden, wie es ist, wenn es einem schlecht geht, man Therapien durchstehen muss und so gar nicht mehr man selbst ist.

Niemand trägt Schuld daran, wenn er an Krebs erkrankt, daher würde ich keine Zeit damit verbringen, verbittert zu sein oder ihn zu verteufeln.

Schließlich fragte ich ihn, ob er Ratschläge für andere habe, die an Krebs erkrankt sind. »Krebs ist eine scheußliche Sache, aber ich denke, es hilft, wenn man versucht, ihm nicht allzu viel Bedeutung zu schenken. Ich glaube, dass man ihm nicht mehr Macht geben sollte, als er verdient. Gerade wenn es darum geht, wer man ist und wie man lebt. Krebs könnte jeden treffen, also würde ich keine Zeit damit verbringen, verbittert zu sein oder ihn zu verfluchen. Aber man muss sich damit auseinandersetzen und das tun, was man für richtig hält, wenn man sich ihm stellt. Mir hat es geholfen, mein Leben so normal wie möglich zu leben, während ich eine Behandlung durchlief. Wenn ich meine Geschichte jetzt erzähle, geht es um Kontext und eine Plattform für Positivität. Ich hoffe, dass dieses Buch andere Menschen in die Lage versetzt, ihr Leben positiv zu gestalten, wenn sie mit Krebs konfrontiert werden.«

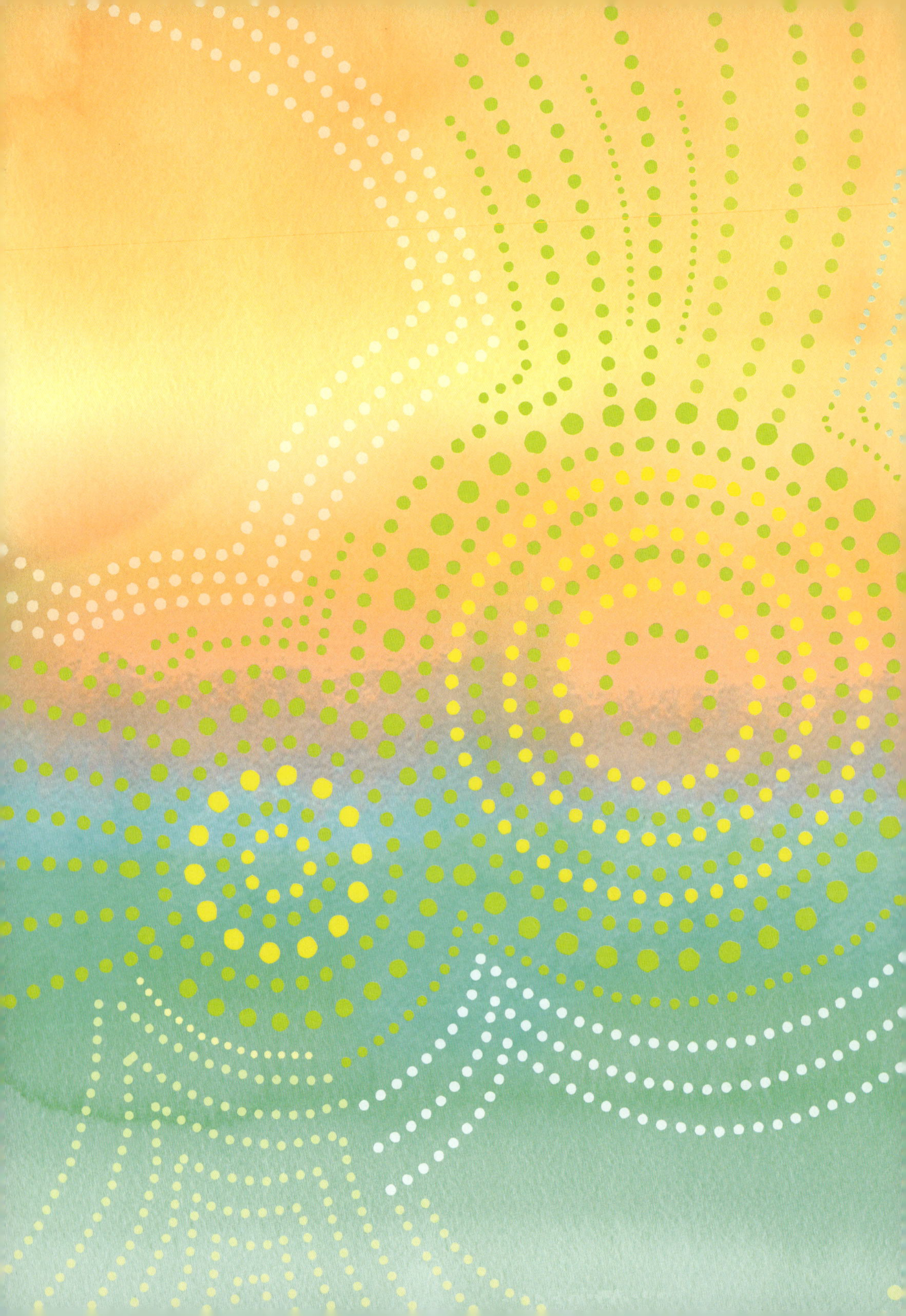

STÄRKEN UND PFLEGEN

TEES, AUFGÜSSE UND SMOOTHIES

Erkältungs-aufguss

Für 1–2 Portionen | glutenfrei, laktosefrei
5 Min. + 15 Min. Kochzeit + 10 Min. Abkühlzeit

4 Scheiben frischer Ingwer
1 Zimtstange, in zwei Teile gebrochen
2 Nelken, ganz
1 TL Koriandersamen
½ Zitrone, in Scheiben geschnitten
500 ml Wasser
Manuka-Honig

• • •

Bringen Sie alle Zutaten bis auf den Honig in einem Topf zum Kochen. — 15 Min. leicht köcheln lassen. — Abseihen und nach Belieben mit Manuka-Honig süßen. — Erwachsene können einen guten Schluck Whisky dazugeben.

Gurgel-wasser

Für 1 Portion | glutenfrei, laktosefrei
2 Min. + 10 Min. Abkühlzeit

2 TL getrockneter Salbei
1 EL Apfelessig
1 EL Manuka-Honig
250 ml kochendes Wasser

• • •

Alle Zutaten mischen, mit kochendem Wasser übergießen, beiseitestellen und abkühlen lassen, dann abseihen. Benutzen Sie diesen Aufguss, um mehrmals am Tag zu gurgeln.

Marokkanischer Minztee

Für 1 Portion | glutenfrei, laktosefrei
2 Min. + 4 Min. Ziehzeit

1 Handvoll frische Minzblätter
Brauner Zucker
250 ml kochendes Wasser

• • •

1 gute Handvoll frische Minze am Stiel mit kochendem Wasser übergießen und 3–4 Min. ziehen lassen. Nach Geschmack mit braunem Zucker süßen.

Ingwer-Zitronengras-Tee

Für 2 und mehr Portionen
glutenfrei, laktosefrei | **5 Min. + 4 Min. Ziehzeit**

Ca. 2 cm frischer, ungeschälter Ingwer
2–3 Stiele Zitronengras, frisch oder tiefgekühlt
Saft von ½ Zitrone
1 EL Honig

• • •

Ingwer in 3–4 etwa ½ cm dicke Scheiben schneiden und mit der flachen Klinge eines schweren Messers zerdrücken. — Zitronengras längs halbieren. — Alle Zutaten in eine Teekanne geben und mit heißem Wasser auffüllen. 3–4 Min. ziehen lassen.

Heidelbeer-Kokos-Smoothie

Für 1 Portion
glutenfrei, laktosefrei | **7 Min.**

½ Banane
1 Spritzer frischer Zitronensaft
100 g Heidelbeeren
2 EL Kokosnusscreme
200 ml Mandeldrink oder Vollmilch (evtl. laktosefrei)

• • •

Alle Zutaten im Mixer pürieren, bis der Smoothie cremig ist.

Kiwi-Minz-Smoothie

Für 1 Portion
glutenfrei, laktosefrei | **7 Min.**

1 Kiwi
½ Banane
2–3 Minzblätter
1 EL Honig
200 ml Mandeldrink oder Vollmilch (evtl. laktosefrei)

• • •

Alle Zutaten im Mixer pürieren, bis der Smoothie cremig ist.

Bananen-Kakao-Smoothie

Für 1 Portion
glutenfrei, laktosefrei | **7 Min.**

1 Banane
1 EL Kakaopulver, ungesüßt
1 EL Honig
½ TL Zimtpulver
200 ml Mandeldrink

• • •

Alle Zutaten im Mixer pürieren, bis der Smoothie cremig ist.

Fatigue

»Meist fühlt man sich während der Chemo so, als hätte man eine Kombination aus Jetlag und Kater. Du wirst sehr krank und müde davon, dich krank und müde zu fühlen.«

Lindsey

»Mir wurde gesagt, dass mich die Strahlentherapie etwas müde machen werde. Müde? Es ist, als würde man plötzlich eine Lampe ausschalten – man ist völlig erschöpft.«

Sinda

Fatigue, die krebsbedingte Müdigkeit, ist wahrscheinlich das häufigste Symptom, das bei Krebspatienten auftritt. Fatigue kann im Laufe der Therapie auftreten, und bei manchen Menschen hält sie noch fünf bis zehn Jahre nach der Diagnose an. Jeder, der an Krebs erkrankt ist, wird dieses Symptom, wenn irgend möglich, minimieren wollen.

Essen Sie energiereich

Gute Ernährung ist ein Schlüsselfaktor bei der Bekämpfung von tumorbedingter Fatigue, daher werden Ihnen die Rezepte in diesem Buch helfen, Ihren Energiepegel ansteigen zu lassen. Mit Wendy Hamilton von *Optimum Health & Nutrition* sprachen wir über die Bedeutung der richtigen Ernährung während einer Krebserkrankung. Als staatlich geprüfte Krankenschwester und angesehene Heilpraktikerin kann Wendy Ihnen erstklassige Empfehlungen bezüglich Ihrer Ernährung während des Kampfes gegen den Krebs geben.

»Es ist sehr wichtig, den Blutzuckerspiegel im Gleichgewicht zu halten, da sich das enorm auf die Energie im Körper auswirkt. Meine Empfehlung für jeden, der sich mit Krebs konfrontiert sieht oder sich einfach nur um seine Gesundheit kümmern will, ist also, echte Vollwertnahrung zu essen. Damit meine ich naturbelassene Lebensmittel, in erster Linie pflanzlicher Herkunft, begleitet von Eiweiß aus Nüssen, Samen, Hülsenfrüchten, Eiern und qualitativ hochwertigem

Fleisch. Diese Nahrungsmittel setzen ihre Nährstoffe allmählich frei und helfen Ihnen dabei, Ihr Energieniveau zu erhöhen.«

Wendy empfiehlt, möglichst auf alle Nahrungsmittel zu verzichten, die verarbeitet wurden, Chemikalien enthalten oder gespritzt wurden. Sie rät außerdem, Lebensmittel mit hohem Zuckergehalt zu meiden, da diese die Fatigue verstärken können.

Ein weiterer wichtiger Faktor ist, sich um die Gesundheit der Nebenniere zu kümmern: »Stress und schlechte Ernährung laugen die Nebenniere aus. Wenn wir uns so ernähren, dass unser Blutzuckerspiegel stabil bleibt, unterstützen wir unsere Nebenniere. Wenn andererseits der Blutzucker wie eine Achterbahn auf- und abrauscht, wird jedes Mal, wenn der Blutzucker zu stark abfällt, die Nebenniere aktiviert und muss in den Modus ›Flucht oder Angriff‹ wechseln. Wir profitieren also von ausgeglichenen Mahlzeiten. Versuchen Sie, alle zweieinhalb bis drei Stunden einen Snack oder eine Mahlzeit zu essen, damit Ihre Energie nicht abfällt. Halten Sie Ihr Energieniveau aufrecht, indem Sie den ganzen Tag über kontinuierlich Ihren Tank nachfüllen. Vielleicht möchten Sie keine großen Mahlzeiten zu sich nehmen, wenn Sie eine Krebsbehandlung durchlaufen? Dann ist es gut, den Körper gleichmäßig mit Nährstoffen zu versorgen, sodass Sie sich nicht erschöpft fühlen. Nehmen Sie also häufigere kleine Snacks zu sich, wenn Sie eine große Mahlzeit abstößt.

Jede Mahlzeit und jeder Snack sollten hochwertige Kohlenhydrate aus Gemüse und Obst enthalten, begleitet von Proteinen. Das kann entweder tierisches oder pflanzliches Eiweiß in Form von Nüssen oder Samen sein. Diese Kombination ist sehr wertvoll für die Energiegewinnung.

Bestimmte Lebensmittel, auf die Sie möglicherweise überempfindlich reagieren, können Sie selbstverständlich von Ihrem Ernährungsplan streichen. Die häufigsten sind Gluten und die üblichen Molkereiprodukte. Ich bekomme oft erzählt, dass die Patienten über mehr Energie verfügen, wenn sie auf diese Lebensmittel verzichten.

Smoothies sind eine ausgezeichnete Alternative zu schweren Gerichten, auf die Sie vielleicht Lust haben. Bereiten Sie sie überwiegend mit Gemüse zu und geben Sie nur eine Portion Obst hinzu, um den Geschmack zu verbessern und den Smoothie etwas zu süßen. Wenn Sie mögen, geben Sie ruhig einige Samen und Nüsse hinzu, diese bereichern den Smoothie mit Ballaststoffen, Mineralien und guten Fetten.

Wenn Sie drei Mahlzeiten und ein paar kleine Snacks über den Tag verteilt zu sich nehmen, ist das der beste Weg, Ihren Körper optimal mit Energie zu versorgen. Achten Sie darauf, dass alles, was Sie an Nahrung zu sich nehmen, nahrhaft und heilend ist. Denn, wie Hippokrates schon sagte: ›Lasst die Nahrung eure Medizin sein, lasst die Medizin eure Nahrung sein.‹«

Alle Rezepte in diesem Buch helfen, Fatigue zu minimieren, also genießen Sie die ausgewogenen Mahlzeiten und gesunden Snacks.

Kauen Sie gründlich

Eine gesunde Verdauung spielt für Ihren Energiehaushalt eine wichtige Rolle. Und wie kann Ihr Körper die Nahrung am besten verdauen? Stellen Sie sicher, dass Sie sie gründlich genug kauen. Helfen Sie Ihrem Verdauungssystem und kauen Sie langsam. Als allgemeine Regel gilt: Kauen Sie jeden Bissen 20-mal.

Trinken Sie ausreichend

Dehydratation fördert Fatigue, deshalb ist es umso wichtiger, dass Sie sich vor dem Austrocknen schützen, während Sie sich einer Krebsbehandlung unterziehen. Weil Ihr Körper zu etwa 70 Prozent aus Wasser besteht, wirkt sich ein Wassermangel auf fast jeden Teil von ihm aus: auf Blut, Lungen, Gehirn, Muskeln und sogar auf die Knochen. Eine regelmäßige Wasserzufuhr ist daher für die Energieversorgung von entscheidender Bedeutung.

Kräutertees und Suppen tragen ebenfalls zur täglichen Wasserversorgung bei. Da viele Obst- und Gemüsesorten über 70 Prozent Wasser enthalten, wird die Wasseraufnahme umso höher sein, je mehr Sie davon zu sich nehmen.

Wendy sagt über die Bedeutung des Wassers in unserer Ernährung, auch in Kombination mit qualitativ hochwertigem Salz: »Wichtig ist, dass man den ganzen Tag über gleichmäßig trinkt; 30 ml pro Kilogramm Körpergewicht sind eine gute Kalkulationsgrundlage. Für die meisten Menschen sind ca. zwei Liter täglich angemessen, und es wäre am besten, Alkohol und Kaffee zu meiden, wenn Sie sich unwohl fühlen. Kräutertees sind jedoch sehr gut, da sie die Menge der aufgenommenen Flüssigkeit erhöhen. Grüner Tee ist reich an Antioxidantien, Ingwertee ist fantastisch, weil er entzündungshemmend und gut gegen Übelkeit wirkt, Pfefferminztee hilft bei der Verdauung und Zitronensaft gemischt mit heißem Wasser ist auch prima. Versuchen Sie, einen feinen Kräutertee zu finden, den Sie mögen, einen der Sie beruhigt, der Ihre Abwehrkräfte stärkt und Ihnen guttut.

Gutes Salz ist ebenfalls wichtig, denn in unserem Körper trägt das Salz dazu bei, dass sich das Wasser optimal im Gewebe verteilt. Ich empfehle ein ungebleichtes keltisches Meersalz oder ein Himalaya-Mineralsalz; ein halber Teelöffel pro Tag, zusammen mit acht Gläsern Wasser, ist optimal.

Achten Sie beim Thema Trinkwasser zudem darauf, möglichst gereinigtes, gefiltertes Wasser zu sich zu nehmen. Es gibt relativ preiswerte Filtersysteme, die günstiger sind, als wenn Sie immer wieder abgefülltes Wasser nachkaufen.«

Trinken Sie genug Wasser?

Dehydratation fördert Fatigue, also achten Sie darauf, dass Sie über den Tag verteilt ausreichend Flüssigkeit zu sich nehmen.

Amerikanischer Ginseng

In einer Studie der Mayo-Klinik aus dem Jahr 2013 zeigte Wisconsin-Ginseng, eine Unterart des Amerikanischen Ginsengs (*Panax quinquefolius*), im Vergleich zu einem Placebo, gute Ergebnisse bei der Unterstützung von Krebspatienten, die unter Fatigue litten. Die Studie empfiehlt eine tägliche Dosis von 2000 mg Amerikanischem Ginseng (die ohne nachweisbare Toxizität im Zusammenhang mit der Behandlung steht) zur Verbesserung der krebsbedingten Fatigue.

Bei dieser Studie gab es übrigens nach vier Wochen noch keine deutliche Besserung, nach acht Wochen war bei den Patienten jedoch ein plötzlicher Anstieg des allgemeinen Energiepegels erkennbar. Offenbar braucht die Pflanze eine Weile, um ihre Zauberkraft zu entfalten. Diejenigen, die das Ginseng-Präparat einnahmen, berichteten, dass ihre allgemeine Erschöpfung ab diesem Zeitpunkt rasch abnahm.

Ginseng ist eine langsam wachsende, mehrjährige Pflanze mit fleischigen Wurzeln. Von den elf verschiedenen Arten sind der Amerikanische und der Asiatische Ginseng die wichtigsten. Eine kleinere Studie berichtete über positive Effekte von Asiatischem Ginseng bei Patienten, die sich einer Chemotherapie unterzogen. Ginseng wird seit Jahrhunderten als bewährte Heilpflanze angepriesen; sie hilft, die Energie zu steigern, den Blutzucker- und Cholesterinspiegel zu senken, Stress abzubauen und die Entspannung zu fördern. Achten Sie bitte sehr auf die Qualität! Wenn Sie daran interessiert sind, Ginseng einzunehmen, empfehle ich Ihnen, mit Ihrem Onkologen darüber zu sprechen.

Achten Sie auf Ihren Schlaf

Während einer Behandlung ist Schlaf Ihr bester Freund, da er Ihrem Körper die Chance gibt, sich zu regenerieren und zu erneuern. Seien Sie nicht beunruhigt, wenn Sie feststellen, dass Sie viel mehr Schlaf benötigen als die üblichen acht Stunden. Das ist völlig normal – auch Nickerchen sind in Ordnung. Sollten Sie jedoch Probleme mit dem Einschlafen haben, können die folgenden Tipps helfen:

— Schauen Sie sich Ihr Schlafzimmer genau an, insbesondere Ihr Bett: Ist es alt und unbequem? Jetzt könnte der richtige Zeitpunkt sein, über den Kauf eines neuen Bettes nachzudenken. Prüfen Sie auch Ihre Kissen und Bettbezüge. Komfort ist jetzt besonders wichtig, also ersetzen Sie ruhig die alte Bettwäsche.

— Halten Sie den Raum kühl und dunkel und entfernen Sie unnötige Elektronik. Löst Ihr Wecker Stress bei Ihnen aus? Schauen Sie nachts auf die Uhr und werden Sie immer unruhiger, weil Sie noch immer wach sind? Legen Sie Ihren Wecker in eine Schublade oder drehen Sie ihn so, dass Sie ihn nicht mehr sehen können.

- Haben Sie leichte Schmerzen? Vielleicht tut Ihr unterer Rücken nicht so sehr weh, dass Sie davon aufwachen würden, doch auch leichte Schmerzen können die tiefen, erholsamen Schlafphasen stören. Wenn Sie auf der Seite schlafen, legen Sie sich ein Kissen zwischen die Knie oder Oberschenkel, um Ihre Hüfte und Ihren unteren Rücken zu entlasten. Schlafen Sie auf dem Rücken? Legen Sie sich ein Kissen unter die Knie, um die Schmerzen zu lindern.
- Hindern Außengeräusche Sie am Einschlafen? Verwenden Sie Ohrenstöpsel oder schalten Sie einen Ventilator oder eine Klimaanlage ein, um »weißes Rauschen« zu erzeugen. Das überdeckt Verkehrslärm und andere Geräusche, die Sie wachhalten könnten.
- Dürfen Ihre Haustiere mit ins Bett? Wenn sie Sie wach halten, wäre es vielleicht besser, sie aus dem Bett zu verbannen, solange Sie sich in Behandlung befinden. Ist Ihr Haustier Ihnen in dieser Zeit jedoch ein großer Trost, was häufig der Fall ist, haben Sie es vielleicht gern bei sich im Bett. Die Entscheidung bleibt Ihnen überlassen, denken Sie jedoch daran, dass Sie das tun sollten, was für Sie am besten ist. Die Bedürfnisse Ihres Tieres sind zu diesem Zeitpunkt zweitrangig.
- Führen Sie ein beruhigendes Abendritual ein. Es wird Ihnen guttun, etwa eine halbe Stunde bevor Sie zu Bett gehen möchten, ein entspannendes Buch zu lesen, zu meditieren, ruhige Musik zu hören oder ein warmes Bad zu nehmen.
- Auch die Einnahme von Melatonin kann helfen. Melatonin ist die künstlich hergestellte Variante eines Hormons, das im Gehirn produziert wird und das dabei hilft, den Schlaf-Wach-Zyklus zu regulieren. Sprechen Sie Ihrem Arzt darauf an, oder fragen Sie auch nach Schlaftabletten, wenn keiner der anderen Vorschläge hilft.

Bewegen Sie sich

Während einer Behandlung könnte Ihnen sanfte und angemessene Bewegung empfohlen werden. Gut möglich, dass Sie denken, Sie seien zu erschöpft, um zu trainieren. Ich empfehle Ihnen, sich trotzdem aufzuraffen, da Bewegung den Stoffwechsel ankurbelt, den Sauerstoffgehalt Ihres Blutes erhöht und Endorphine freisetzt, die Ihnen einen mentalen Schub geben.

Um mehr über die Arbeit mit Krebspatienten zu erfahren traf ich Lou James, eine Physiotherapeutin, die 2005 den *PINC & STEEL Cancer Rehabilitation Trust* gegründet hat (eine Gesellschaft, die sich um Rehabilitationsmaßnahmen für Krebskranke in Australien und im Südwestpazifik bemüht). Ihre Philosophie beim Erstellen eines Rehabilitationsplans ist die ganzheitliche Betrachtung einer Person, und sie ist überzeugt davon, dass Bewegung wichtig ist, um die Fatigue auf ein Minimum zu reduzieren.

»Jede Operation und Behandlung wirkt sich auf Ihren Körper aus, deshalb ist es wichtig, dass Sie einen Physiotherapeuten aufsuchen, der Ihre Situation analysiert. Wenn Sie wissen, was Sie tun können, trägt das nicht nur zur Genesung bei und steigert das Energieniveau, es macht außerdem Mut zu wissen, dass man sich selbst helfen kann.«

Ein wenig Sport treiben zu können wirkt stärkend. Es gibt den Patienten ein gewisses Gefühl der Kontrolle.

Nach der Therapie werden Sie für drei bis vier Wochen in eine Reha-Klinik gehen. Hier unterstützt Sie der Physiotherapeut vor Ort bei der Genesung. Er wird Sie genau untersuchen und dann einen Plan mit Tipps und Hinweisen erstellen, der Ihnen zeigt, was Sie tun können, damit es Ihnen in dieser Zeit so gut wie möglich geht. Er wird sich anschauen, wie Ihr Körper sich bewegt und funktioniert und mit Ihnen daran arbeiten, ihn wieder »normal« funktionieren zu lassen.

Forschungsergebnisse belegen, dass die Chancen einer erfolgreichen Behandlung höher sind, wenn Sie während der Chemotherapie und den dazugehörigen Behandlungen Sport treiben. Aber vergessen Sie bitte Ihre früheren Trainingspläne; die Übungen jetzt sollten sanft und Ihrer Situation angemessen sein.

»Es geht darum, ganz genau auf den Körper des Patienten zu achten; hier kann ein guter Physiotherapeut krebskranke Menschen wunderbar unterstützen. Sie werden sich oft ausruhen und erholen müssen, doch wenn Sie sich bewegen, stärken Sie sich und bekommen mehr Energie. Genauso, wie Ihnen ein Spaziergang guttut, wenn Sie sich krank fühlen: Die Sonne scheint und Sie fühlen sich gleich viel wacher. Genauso verhält es sich mit der Arbeit von uns Therapeuten: Nach den Behandlungen fühlen sich die Patienten gestärkt. Dabei geht es um sehr sanfte, gesteuerte Anwendungen, die Ihnen helfen können, sich besser zu fühlen und diese schwere Zeit gut zu überstehen.

Eine der stärksten Nebenwirkungen von Krebsbehandlungen sind Müdigkeit und Erschöpfung, die die Leistungsfähigkeit beeinträchtigen, sowie der Energiemangel. Fatigue ist keine normale Müdigkeit, sondern eine tiefer gehende Erschöpfung, die sich auf jeden Aspekt des Lebens auswirkt. Man kann die Dinge, die man gerne tut, nicht so machen, wie man will, weil man sich so schrecklich fühlt. Daher sind auch der kleinste Anstieg Ihres Energieniveaus und die Möglichkeit, besser schlafen und arbeiten zu können, eine große Hilfe.

Betrachten Sie es wie folgt: Wenn Sie kurz davorstünden, einen Marathon zu laufen, würden Sie sich einen Trainer wünschen, der Sie unterstützt und anleitet, während Sie sich auf diese körperliche Herausforderung vorbereiten. Krebs ist eine der größten Herausforderungen, mit denen ein Mensch konfrontiert werden kann. Sie brauchen also jemanden, der Sie durch diese Behandlungen führt, weil sie extrem anstrengend sind.«

Lou sagte mir, es sei unmöglich, allgemeine Aussagen zu treffen, welche Art von Bewegung für Krebspatienten geeignet sei, und dass ihre Kollegen und sie es vorzögen, Empfehlungen auf individueller Basis zu erstellen. Wichtig sei, dass jede Übung sanft sei – besonders bei Patienten, die vor der Krebsdiagnose sehr sportlich waren. Diese dürften nicht davon ausgehen, dass sie ihr gewohntes Training weiter durchziehen könnten. Man kann nicht generell sagen, welche

Übung die richtige ist, weil das von einigen Faktoren abhängt: von Ihrem Alter, Ihrer Fitness vor der Krebserkrankung und der Art der Behandlung, die Sie erhalten. Manche Menschen können sich nicht so viel bewegen wie andere, aber jeder kann etwas tun. In unserer Organisation gibt es Physiotherapeuten, die in der Palliativmedizin arbeiten und sogar mit Hospizpatienten trainieren. Patienten können selbst dazu beitragen, sich besser zu fühlen, aber es muss eben sehr individuell angepasst werden. Als allgemeine Regel gilt, dass die Intensität und Häufigkeit der Übungen reduziert wird, da der Körper einfach geschont werden muss.

»Es wird allerdings dann problematisch, wenn den Menschen gesagt wird, dass sie trainieren sollen, und sie versuchen, das Pensum zu meistern, dass sie vorher geschafft haben. Also zum Beispiel eine einstündige Wanderung bergauf und bergab. Das wäre in diesem Moment viel zu viel, und wenn es ihnen dann schlecht geht, weil sie das Ziel nicht schaffen, fühlen sie sich umso erschöpfter. Viel besser wäre es, wenn dieser Patient einen zehnminütigen Spaziergang machte und sich damit gut fühlte. Und ein paar Tage später vielleicht noch einen kurzen Spaziergang. Es ist sinnvoll, steile Anstiege zu vermeiden und durch einen Park oder den Wald zu spazieren. Es ist wichtig, in Sachen Bewegung die richtigen Empfehlungen zu bekommen und darüber nachzudenken, wie intensiv und in welcher Umgebung man sich bewegen sollte.

Ein wenig Sport treiben zu können, wirkt stärkend. Es gibt den Patienten ein gewisses Gefühl der Kontrolle. Oft, wenn jemand an Krebs erkrankt ist, wird ihm die Kontrolle entzogen. Ein wenig davon zurückzugewinnen, tut geistig und körperlich gut. Familienangehörigen und Freunden von jemandem, der unter Krebs leidet, würde ich empfehlen, bei der Reha zu helfen. Begleiten Sie den Krebskranken zum Physiotherapeuten, finden Sie heraus, welche Arten der Unterstützung empfohlen werden. Es geht darum zu wissen, was die Patienten brauchen, statt zu sagen: ›Ich glaube, du solltest dich heute schonen.‹ Es ist zwar verständlich, dass besorgte Angehörige und Freunde in die Beschützerrolle schlüpfen, es hilft aber mehr, wenn sie wissen, welche Übung angemessen ist und den Patienten dann dazu ermuntern.«

Auf die Frage, wie oft Leute zur Physiotherapie sollten, antwortet Lou, dass dies, genau wie bei der Bewegung an sich, eine sehr individuelle Sache sei. »Es gibt keine Faustregel. Manche Menschen überstehen eine Operation völlig problemlos, andere haben Komplikationen und brauchen Hilfe bei der Narbenbehandlung und mit

Gehen Sie zur Physiotherapie

Ein auf Krebspatienten spezialisierter Physiotherapeut kann bei Fatigue helfen. Das ist besonders wichtig, wenn die Behandlungen abgeschlossen sind und die Menschen beginnen, in ihr normales Leben zurückzukehren.

den Schmerzen. In Deutschland werden immer sechs Behandlungen verschrieben – jede weitere müssen Sie selbst zahlen. Bewegung ist wie ein Kochrezept und ein Physiotherapeut wird Ihnen helfen, die richtige Dosis für die verschiedenen Stadien der Krebstherapie zu erhalten. Es geht auch darum, auf eine Art und Weise aktiv zu sein, die man genießt. Wenn Sie nie ins Fitnessstudio gegangen sind, heißt das nicht, dass Sie jetzt damit anfangen müssen. Fühlen Sie sich zu Hause wohler, kann Ihnen Ihr Physiotherapeut entsprechende Übungen zeigen. Neulich sprach ich mit einer Kollegin, die mir erzählte, dass eine ihrer Patientinnen jeden Abend zehn Minuten lang zu ihrer Lieblingsmusik tanzt. Es geht einfach darum, Aktivitäten zu wählen, die Ihnen ein gutes Gefühl geben.

Sie sollten jedoch realistisch einschätzen, was Sie leisten können. Eine meiner Patientinnen trainierte für einen Halbmarathon, als sie erfuhr, dass sie Brustkrebs hatte. Sie nahm sich fest vor, beim nächsten Marathon mitzulaufen. Ich wollte ihren Enthusiasmus nicht zerstören, fand es aber wichtig, dass sie den Tatsachen auch ins Auge blickte. Es ist nicht einfach, Menschen, die sehr aktiv waren, zu erklären, dass sie ihr Training herunterfahren müssen. Doch sportliche Betätigung belastet den Körper, wie auch Chemotherapie und andere Krebsbehandlungen, darum sind Übungen sinnvoll, die beleben, statt noch mehr zu belasten. Erholungspausen sind sehr wichtig. Eine meiner Patientinnen erzählte mir, dass sie sich jede Woche einen ›Pyjama-Tag‹ gönne – einen Tag, an dem sie ihren Schlafanzug nicht auszieht. Absolute und ständige Ruhe tut Ihnen nicht gut, Sie sollten sich selbst aber immer wieder erlauben, sich auch auszuruhen und zu erholen.

Jetzt ist es an der Zeit, Freunde und Verwandte um Unterstützung zu bitten.

Menschen gehen oft davon aus, dass sie ihr Leben weiterführen können wie bisher, sobald die Behandlung abgeschlossen ist – doch es kann passieren, dass das eine Weile lang nicht möglich sein wird. Meiner Meinung nach geht es beim Fatigue-Management darum, Menschen wieder zurück in ihren Alltag zu führen. Die Leute vergessen, dass Arbeit Stress bedeutet, dass viel Besuch zu bekommen ermüdend ist, dass Bewegung müde macht und dass es zu viel werden kann, wenn das alles an einem Tag stattfindet. Fatigue-Management bedeutet also, das Zeitmanagement der Patienten zu optimieren, d.h. ihre Aktivitäten und Prioritäten auf das zu fokussieren, was wichtig ist, und die unwichtigen Dinge zu delegieren. Manchen fällt das nicht leicht, weil sie alles machen wollen. Jetzt jedoch ist die Zeit, in der Sie sich nur um sich selbst kümmern dürfen. Ich denke, Bewegung hat Priorität, doch sollten Sie nicht am gleichen Abend noch für zehn Leute kochen. Lernen Sie, Aufgaben zu delegieren! Lassen Sie sich von Freunde und Verwandte bei praktischen Dingen helfen, damit Sie wieder zurück in Ihr gewohntes Leben finden.«

Respektieren Sie Ihre Grenzen

Es ist in Ordnung, auch mal Nein zu sagen, wenn Ihnen alles zu viel wird.

Vermeiden Sie Stress

Auch Sorgen können Sie auslaugen – und an Krebs zu leiden ist eine emotional sehr anstrengende Zeit, die viele Unsicherheiten mit sich bringt. Versuchen Sie, ein Ventil zu finden, durch das Sie Ihre Sorgen ausdrücken können, z. B. indem Sie Tagebuch schreiben, mit jemandem, der Ihnen nahesteht, über Ihre Gefühle sprechen, eine Kunsttherapie besuchen oder sich in Musik versenken.

Indem Sie Ihre Ängste mit jemandem teilen oder sich damit befassen, sie auf kreative Weise auszudrücken, können diese belastenden Gefühle weniger werden. Also immer raus damit!

Schon in guten Zeiten kann eine endlos lange To-do-Liste erschöpfend sein, erst recht also, wenn einen der Krebs herausfordert – vor allem, wenn man darüber hinaus auch die Anforderungen von Arbeit und Privatleben unter einen Hut bringen möchte. Erstellen Sie eine Liste der Dinge, die am Arbeitsplatz oder zu Hause zu erledigen sind, und setzen Sie dann Prioritäten, um zu sehen, was machbar ist. Delegieren Sie alles, was delegiert werden kann. Wird die Belastung am Arbeitsplatz zu hoch, sprechen Sie mit Ihrem Chef und Ihren Kollegen, bevor Sie das Pensum nicht mehr stemmen können.

Holen Sie sich Hilfe

Wenn Sie dem Krebs gegenüberstehen, holen Sie sich die Hilfe, die Sie brauchen, um diesen Lebensabschnitt durchzustehen. Jetzt ist es an der Zeit, Freunde und Verwandte um Unterstützung zu bitten! Steigern Sie Ihre Erschöpfung nicht noch dadurch, dass Sie versuchen, all die Dinge zu erledigen, die Sie früher getan haben. Akzeptieren Sie, dass dies momentan eben nicht möglich ist, und lassen Sie sich helfen, wo immer es geht.

Sinda, die viele Jahre lang für *Sweet Louise* gearbeitet hat (eine Organisation zur Unterstützung von Menschen mit sekundärem Brustkrebs), bekam auch selbst Krebs. Basierend auf ihrer eigenen Erfahrung kann sie viele nützliche Tipps rund um die Frage, wo Sie Hilfe bekommen können, geben.

»Ich bin ein gut organisierter Mensch, also habe ich schon vor der Operation eine ordentliche Anzahl von Mahlzeiten eingefroren. Dann hatte ich auch noch eine Liste der Leute, die mir Suppe und andere Speisen zubereiten wollten. Es war einfach fantastisch. Sie kümmerten sich um das Essen, das ich in dieser Zeit mochte. Menschen helfen gerne! Und für mich waren die Mahlzeiten eine super Sache. Freunde und Bekannte wollen Ihnen gern helfen und werden glücklich sein, wenn Sie ihnen etwas zu tun geben. Selbst wenn sie einen dieser Menschen nur einmal um etwas bitten, wird es sowohl Ihnen als auch ihm guttun.

Seien Sie liebevoll zu sich selbst. Die Tage, an denen Sie sich abstoßend finden, nun ja, da fühlen Sie sich einfach schrecklich und Sie können das nicht ändern, indem Sie shoppen gehen. Dadurch werden Sie sich nicht besser fühlen, im Gegenteil, es führt eher dazu, dass Sie sich noch viel mieser fühlen. Meinen Sie, Sie werden sich ins Café setzen und die Aussicht genießen? Sie werden vermutlich nicht einmal Kaffee trinken wollen, also ist es sinnlos, das zu tun. Was Sie hingegen tun können, sind Dinge, die Ihnen Freude bereiten. Ich etwa genoss es, Zeitschriften durchzublättern, denn ich konnte sie je nachdem, wie mir zumute war, in die Hand nehmen oder wieder weglegen.

Wenn Sie ein Angebot nicht annehmen wollen, achten Sie etwas darauf, wie Sie das formulieren. Ich selbst lehnte es beispielsweise ab, mich zu meinen Terminen fahren zu lassen. Doch jedes Mal, wenn ich ein Angebot ablehnte, sagte ich der Person, dass ich wieder auf sie zurückkommen würde, wenn es mir schlechter gehen und ich es nicht allein schaffen sollte. Es ist wichtig, dass Menschen wissen, dass Sie gegebenenfalls bei ihnen anklopfen werden, wenn Sie Hilfe benötigen. Es ist in Ordnung, Ihre Meinung zu ändern, denn auch Ihr Zustand kann sich ändern.«

Ob es sich nun um Hilfe bei den Mahlzeiten, der Haus- oder Gartenarbeit, Fahrten zu Terminen oder um einen Babysitter für Ihre Kinder handelt, scheuen Sie sich nicht, um Hilfe zu bitten. Die Leute möchten gern für Sie da sein, also nehmen Sie Hilfe an. Auf diese Weise können Sie Ihre Energie auf die Genesung konzentrieren und die Dinge machen, die Ihnen guttun – und nicht die Alltagsaufgaben, die Sie vielleicht erschöpfen werden.

SUPPEN

Blumenkohl-Rosmarin-Suppe

Für 4–6 Portionen | glutenfrei | **5 Min. + 30 Min. Kochzeit**

2 EL Butter
1 Zwiebel, fein gehackt
1 Rosmarinzweig, frisch
1 Blumenkohl
750 ml Hühner- oder Gemüsebrühe
Salz und Pfeffer
125 ml Sahne

• • •

Den größten Teil der Butter in einem großen Topf bei mittlerer Hitze schmelzen lassen. — Zwiebel dazugeben und dünsten, bis sie glasig ist. — Rosmarinzweig und Blumenkohl, in Röschen zerteilt, dazugeben und einige Min. dünsten, eventuell etwas mehr Butter hinzufügen. Mit der Brühe aufgießen, zugedeckt ca. 25 Min. köcheln lassen, bis der Blumenkohl weich ist. Rosmarin entfernen. — Die Mischung in einen Mixer geben und – ggf. portionsweise – pürieren, bis sie cremig ist. Die Suppe in den Topf zurückgeben und erneut sanft aufkochen. Mit Salz, Pfeffer und Sahne abschmecken. — Noch warm servieren.

SAM »Das Rezept mag sehr schlicht klingen, ist aber ein perfektes Aushängeschild für das Prinzip ›je einfacher, desto besser‹. Ich mag es, manchmal ein wenig geräucherten Fisch hinzuzufügen, um die Suppe gehaltvoller zu machen.«

KAREN »Blumenkohl ist eine besonders gute Vitamin-C-Quelle. Er enthält auch Vitamin B_6, Mineralien und viele Ballaststoffe.«

Kürbis-Kokos-**Suppe mit Zitronengras und** Koriander

Für 4–6 Portionen | laktosefrei | **10 Min. + 30 Min. Kochzeit**

Backofen auf 180 Grad vorheizen. — Kürbis und rote Zwiebel auf einem Backblech verteilen, mit Öl beträufeln und mit Salz und Pfeffer würzen. Leicht rütteln, sodass alles benetzt ist. Etwa 20 Min. rösten, bis der Kürbis zart und leicht karamellisiert ist. — In der Zwischenzeit in einem großen Topf ein wenig Öl auf mittlerer Flamme erhitzen. Kreuzkümmel und Koriander hinzufügen und ca. 30 Sek. lang rösten, bis die Samen duften. Ingwer und Zitronengras in den Topf geben und etwa 1 Min. braten, damit sich die Aromen entfalten. Darauf achten, dass nichts anbrennt. — Chili, den größten Teil des gehackten Korianders und die Hälfte des Vietnamesischen Korianders, den gerösteten Kürbis mit roter Zwiebel, Fisch- und Sojasauce, Kokosmilch und Brühe untermischen. — Zum Kochen bringen und einige Min. köcheln lassen. Den Topf von der Kochplatte nehmen und beiseitestellen. — Die abgekühlte Mischung mit einem Stabmixer vorsichtig pürieren. Nach Belieben abschmecken. — Mit einem kleinen Löffel die Kokosnusscreme, einige Röstzwiebeln und den restlichen Koriander dekorativ auf der Suppe verteilen.

KAREN »Kokosmilch ist sehr nahrhaft, da sie Ballaststoffe, Vitamine und Mineralien enthält. Und da sie laktosefrei ist, eignet sie sich für alle, die eine Laktoseintoleranz haben.«

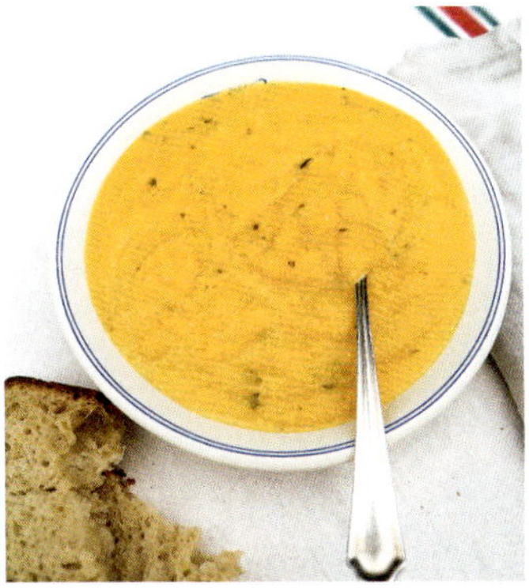

1½ kg Kürbis, geschält, entkernt und gewürfelt
1 rote Zwiebel, geviertelt
Salz und Pfeffer
Pflanzenöl
1 TL Kreuzkümmelsamen
1 TL Koriandersamen
1 daumengroßes Stück Ingwer, fein gehackt
3 EL gemahlenes Zitronengras
1 rote Chilischote, entkernt und fein gehackt
1 Handvoll Koriander (mit Stielen), fein gehackt
1 Handvoll Vietnamesischer Koriander, gehackt
2 TL Fischsauce
1 TL Sojasauce
400 ml Kokosmilch
1 l gute Gemüsebrühe
125 ml Kokosnusscreme
Röstzwiebeln, zum Servieren

• • •

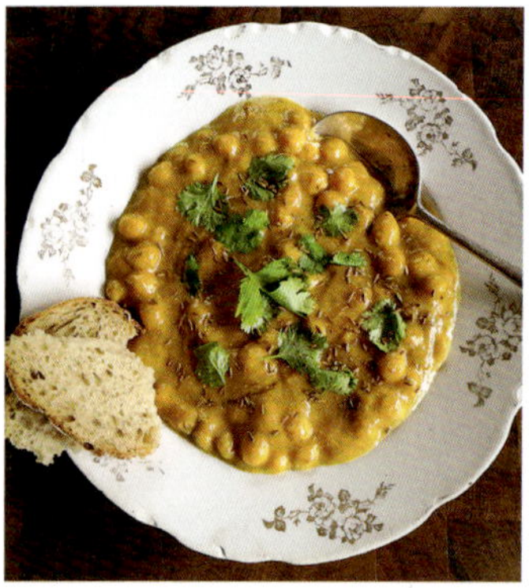

Olivenöl
1 Zwiebel, fein gehackt
4 Knoblauchzehen, fein gehackt
2 TL gemahlener Kreuzkümmel
2 TL gemahlener Koriander
1 TL Kurkuma
½ TL gemahlener Zimt
800 g Kichererbsen (Konserve), gespült
1 l Gemüse- oder Hühnerbrühe
Salz und Pfeffer
Naturjoghurt, zum Servieren
1 Handvoll Korianderblätter, zum Servieren

• • •

Pikant gewürzte Kichererbsen**suppe**

Für 4–6 Portionen | glutenfrei | 10 Min. + 30 Min. Kochzeit

In einem großen Topf auf mittlerer Flamme ca. 1 EL Olivenöl erhitzen. Zwiebel und Knoblauch dazugeben und 8–10 Min. sanft braten, bis sie glasig und leicht karamellisiert sind. — Kreuzkümmel, Koriander, Kurkuma und Zimt dazugeben und noch 1 Min. leicht braten, bis die Gewürze gut duften. Achten Sie darauf, dass nichts anbrennt. — Geben Sie die abgetropften und gewaschenen Kichererbsen in den Topf, gießen Sie anschließend die Brühe hinzu und bringen Sie die Suppe zum Kochen. — Lassen Sie sie ca. 20 Min. köcheln, bis die Kichererbsen weich sind und den Geschmack der Gewürze aufgenommen haben. — Mit Salz und Pfeffer würzen und mit etwas Naturjoghurt und Koriander servieren.

KAREN »Kichererbsen, diese kleinen runden Gesundheitswunder, sind eine ideale Eiweißquelle für Vegetarier und Veganer.«

Erbsensuppe mit Schweinshaxe

Für 4–6 Portionen | glutenfrei | **5 Min. + 60 Min. Kochzeit**

1 EL Butter
1 Zwiebel, fein gehackt
3 Knoblauchzehen, fein gehackt
1 große mehligkochende Kartoffel, fein gewürfelt
1 ganze geräucherte Schweinshaxe bzw. Eisbein
1 l Hühner- oder Gemüsebrühe
450 g gefrorene Erbsen
1 Handvoll Minzblätter, fein gehackt
Salz und Pfeffer

• • •

Butter in einem großen Topf bei mittlerer Hitze schmelzen und aufschäumen lassen. — Zwiebel und Knoblauch dazugeben. 8–10 Min. dünsten, bis sie glasig und leicht karamellisiert sind. — Kartoffelwürfel hinzufügen und weitere 5 Min. schmoren lassen. — Schweinshaxe bzw. Eisbein in den Topf geben und von allen Seiten leicht anbraten, dann mit Brühe ablöschen. Langsam zum Kochen bringen und ca. 35–40 Min. köcheln lassen, bis das Fleisch vom Knochen fällt und die Kartoffelwürfel sehr weich sind. — Erbsen dazugeben und weitere 10 Min. köcheln lassen, dann vorsichtig die Minze unterrühren und nochmals 5 Min. köcheln lassen. — Nehmen Sie dann die Schweinshaxe bzw. das Eisbein aus dem Topf und lösen Sie das Fleisch in Stückchen vom Knochen, sobald es weit genug abgekühlt ist. Das zerkleinerte Fleisch und den Knochen zurück in den Topf geben. — Abschmecken und servieren.

KAREN »Dies ist eine herrlich leckere und nahrhafte Suppe – der perfekte Seelentröster!«

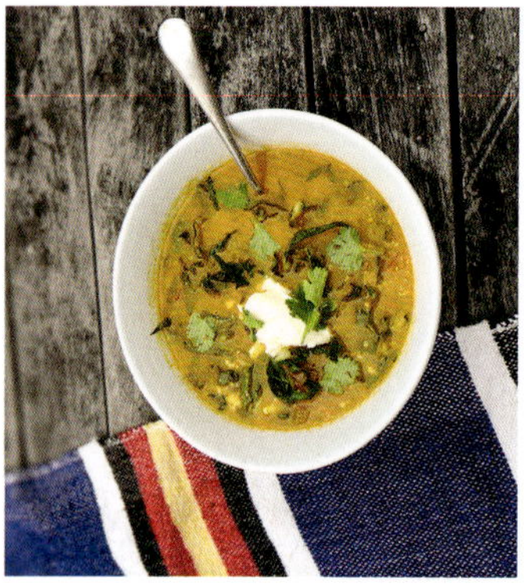

200 g rote Linsen
Olivenöl
1 Zwiebel, fein gehackt
2 Knoblauchzehen, fein gehackt
1 Stange Sellerie, fein gehackt
2 TL Kreuzkümmel-Samen
1 TL Rosen-Paprika
½ TL Zimt
1½ l Hühner- oder Gemüsebrühe
Salz und Pfeffer
1 große Handvoll Mangold, in Streifen geschnitten
Naturjoghurt, zum Servieren

• • •

Linsen-Mangold-Suppe

Für 4–6 Portionen | glutenfrei | 5 Min. + 40 Min. Kochzeit

Linsen waschen und gut abtropfen lassen. — In einem großen Topf auf mittlerer Flamme einen guten Schuss Olivenöl leicht erhitzen. Zwiebel, Knoblauch und Sellerie dazugeben und ca. 6–10 Min. leicht anbraten, bis die Zwiebel glasig ist. — Kreuzkümmel, Paprika, Zimt und abgetropfte Linsen hinzufügen und weitere 2–3 Min. schmoren lassen. — Die Brühe dazugeben, dann ca. 20 Min. unter gelegentlichem Rühren sanft köcheln lassen, bis die Linsen weich sind. — Gut abschmecken. — Mangold unterrühren und weitere 7–8 Min. köcheln lassen. — Mit einem Klecks Naturjoghurt servieren.

KAREN »Rote Linsen stecken voller Nährstoffe! Dies ist ein tolles Rezept voller Geschmack und Vorteile für die Gesundheit.«

Zwiebelsuppe **mit Thymian**

Für 4–6 Portionen | glutenfrei | **5 Min. + 30 Min. Kochzeit**

Butter in einem großen Topf schmelzen lassen. Zwiebeln dazugeben und ca. 20 Min. langsam schmoren lassen, bis sie goldbraun und schön karamellisiert sind. — Gewürfelte Kartoffel hinzufügen und einige Min. schmoren lassen, dann Thymian und Brühe mit in den Topf geben und alles gut würzen. — Ca. 25–30 Min. leicht köcheln lassen, bis die Kartoffel weich ist und zu zerfallen beginnt. — Thymianstängel herausnehmen, dann die Suppe mit einem Mixer pürieren, bis sie schön cremig ist. In den Topf zurückgeben und mit Sahne, Salz und Pfeffer abschmecken. — Mit ein paar Thymianblättern bestreut servieren.

KAREN »Thymian hat die höchste Konzentration von Antioxidantien im Vergleich zu anderen Kräutern und wird seit Jahrtausenden als gesundheitsfördernd gepriesen. Bestreuen Sie diese herrliche Suppe mit dem wahren Schatz der Natur.«

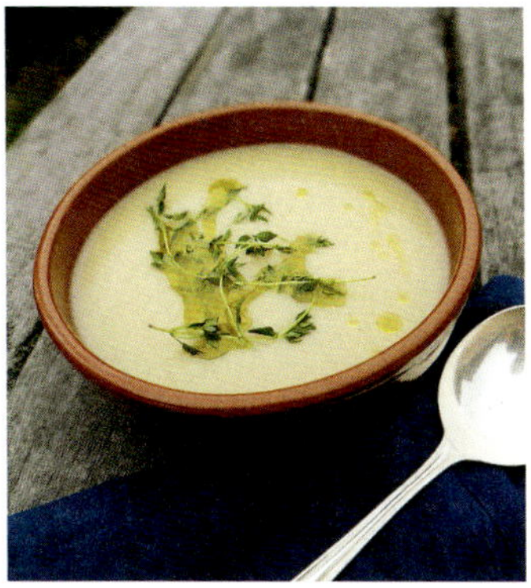

1 EL Butter
2 große Zwiebeln, fein gehackt
1 große Kartoffel, grob gewürfelt
Mehrere Zweige Thymian, ein paar zum Servieren
1 l Hühner- oder Gemüsebrühe
Salz und schwarzer Pfeffer
125 ml Sahne

• • •

Appetitlosigkeit und Gewichtsverlust

»Während meiner Krebsbehandlungen musste ich sehr mit mir ringen, um etwas zu essen. Kein Nahrungsmittel lockte mich und alles schmeckte furchtbar. Aber ich probierte beharrlich unterschiedliche Geschmacksrichtungen aus und fand schließlich einige Rezepte, die für mich funktionierten.«

Susan

»Ich fand heraus, dass kleine und häufige Mahlzeiten die beste Lösung für meinen Appetitmangel während der Chemo waren.«

Tina

Appetitlosigkeit kann für viele Menschen, die mit Krebs konfrontiert sind, ein echtes Problem darstellen. Insbesondere während einer Chemotherapie beobachten viele Patienten, dass die meisten Lebensmittel, sogar ihre Leibspeisen, nach Metall schmecken. Am häufigsten entstehen Abneigungen gegen süße Lebensmittel, einige Früchte (insbesondere Zitrusfrüchte), Fleisch und würzige und intensiv schmeckende Lebensmittel wie etwa Tomaten und Zwiebeln. Häufig meiden Patienten zudem Alkohol und Kaffee. Denken Sie daran, dass diese Abneigungen nur vorübergehend sind. Sobald die Chemotherapie vorbei ist, werden Sie das, was Sie vorher genossen haben, wieder mögen. Seien Sie sich bitte auch bewusst, dass eine Ernährungsumstellung aufgrund der Veränderung Ihrer Geschmacksnerven während der Chemotherapie keinen großen Einfluss auf Ihr Gewicht und Ihre Nährstoffzufuhr haben sollte.

Ein Gewichtsverlust infolge von Appetitlosigkeit ist für Menschen, die palliativ versorgt werden, besonders problematisch. Michelle Kean, hauswirtschaftliche Betriebsleiterin am neuseeländischen Hospiz *North Shore,* war so freundlich, mich zu treffen, und erlaubte mir, einige ihrer wertvollen Vorschläge in dieses Buch zu übernehmen. Was folgt, sind praktische Ratschläge für jeden, der mit Appetitlosigkeit zu kämpfen hat.

Essen Sie kleine Mengen, schön angerichtet

Das Auge isst mit, also richten Sie Ihr Essen ansprechend an. Sehr kleine Mengen an Nahrung auf einem hübsch dekorierten kleinen Teller können weniger abschreckend wirken als große Mengen Essen auf einem großen Teller. Ordnen Sie die Speisen so an, dass sie auf dem Teller attraktiv wirken. Streuen Sie gehackte Petersilie oder feingeschnittenen Schnittlauch darüber, damit es netter aussieht. Nehmen Sie sich etwas Zeit, um den Tisch zu dekorieren und legen Sie eine Blume neben den Teller.

Vielleicht ist es für Sie angenehmer, einen Teelöffel statt eines gewöhnlichen Suppenlöffels zu verwenden. Trinken Sie vor oder während einer Mahlzeit nicht zu viel, da Sie sich sonst vielleicht zu schnell zu satt fühlen. Nehmen Sie sich Zeit, um Ihre Mahlzeit zu genießen, und seien Sie stolz auf das, was Sie gegessen haben. Essen Sie langsam in einer entspannten Umgebung und kauen Sie jeden Bissen gründlich.

Essen Sie häufiger

Vergessen Sie das mit den drei Mahlzeiten am Tag und der Hauptmahlzeit am Abend. Verteilen Sie Ihre Speisen und Essenszeiten gleichmäßig über den ganzen Tag. Ihr Ziel ist es, Frühstück, Morgentee, Mittagessen, Nachmittagssnack, Abendessen und eine Nachtmahlzeit zu sich zu nehmen. Selbst wenn es jeweils nur eine kleine Menge an Nahrung ist, ist die Gesamtmenge, die Sie über den Tag verteilt essen, größer. Auf diese Weise zu essen ist wichtig, da der Darm so stimuliert wird und besser arbeiten kann.

Ein weiteres Ziel ist es, während des Tages eine große Bandbreite von Lebensmitteln zu essen. Probieren Sie ein neues Nahrungsmittel nach dem anderen. Wenn Sie ein bestimmtes nicht mögen, probieren Sie es zu einem späteren Zeitpunkt noch einmal, vielleicht schmeckt es Ihnen dann.

Wählen Sie zudem Lebensmittel, die leicht zu essen sind. Einige Lebensmittel sind vielleicht schwer zu kauen oder zu schlucken, wenn die Mundhöhle wund oder trocken ist, also versuchen Sie es mit weichen Speisen oder solchen, die im Mund schmelzen. Für die Hauptmahlzeiten schneiden Sie Fleisch, Geflügel und Gemüse in sehr kleine Stücke und kochen sie mit viel Flüssigkeit, bis die Zutaten sehr zart sind. Auch Soßen und Bratensäfte können helfen. Weicher Milchpudding und Eiscreme können eine gute Dessertauswahl darstellen, die Sie sogar mit einem Strohhalm trinken können.

Essen Sie in Gemeinschaft

Mahlzeiten im Kreis von Familie und/oder Freunden können dazu beitragen, dass Sie sich emotional besser fühlen, was sich wiederum positiv auf Ihre Lebensqualität auswirken kann. Und hier ist ein weiterer Tipp: Hören Sie beim Abendessen schöne Musik, die Sie zusätzlich entspannt.

Wenn Sie sich leicht und oft verschlucken, kann es hilfreich sein, Flüssigkeiten anzudicken. Im Allgemeinen verwendet man dazu ein Pulver auf Stärkebasis, das in jeder beliebigen Flüssigkeit angerührt werden kann. Fragen Sie in ihrer Apotheke, welche Andickungsprodukte bei Schluckproblemen empfehlenswert sind. Die Produkte können in Getränke, zu pürierten Lebensmitteln und Nahrungsergänzungsmitteln gegeben werden und sorgen dafür, dass angedickte Lebensmittel und Flüssigkeiten auch bei Speichelkontakt die gewünschte Konsistenz beibehalten.

Nahrungsmittel, die Sie meiden sollten:

- pikante Speisen, Curry, Chili,
- saure Speisen und Getränke, rohe Tomaten, Zitrusfrüchte, Essiggurken,
- raue, zähe Lebensmittel (z.B. hartes Toastbrot, trockenes gekochtes Fleisch, rohes faserreiches Gemüse wie ungekochter Kohl und Sellerie), Grapefruits und
- sehr heiße oder sehr kalte Speisen.

Essen Sie das, worauf Sie Lust haben

Vergessen Sie alle Lehrbücher! Wenn Sie keine Lust auf ein Nahrungsmittel haben, essen Sie es nicht, nur weil Sie meinen, dass es gut für Sie sein könnte. Wählen Sie stattdessen etwas, das Ihnen zusagt. Wenn Ihr Energiepegel niedrig ist, warten Sie nicht bis zum Ende des Tages, um zu Abend zu essen. Nehmen Sie Ihre Hauptmahlzeit mittags zu sich oder wann immer Sie sich am wenigsten erschöpft fühlen. Denken Sie auch daran, dass eine leichte Mahlzeit am Abend Ihren Körper weniger belastet.

Gönnen Sie sich auch mal ein Gläschen

Zwar ist die Datenlage bezüglich des Alkoholkonsums umstritten, doch die Ärzte, mit denen ich gesprochen habe, waren der Meinung, dass eine kleine Menge an Alkohol akzeptabel ist. Sofern es mit Ihrem Medikamenten- und Behandlungsprogramm vereinbar ist, müssen Sie nicht enthaltsam sein, vor allem dann nicht, wenn Sie auch bisher hin und wieder etwas Alkoholisches getrunken haben. Alkohol regt den Appetit an und spendet Ihnen Energie. Außerdem entspannt er, was Ihrer Stimmung und auch Ihrer Darmtätigkeit helfen kann. Kleine Menge können zudem auch bei Einschlafproblemen helfen. Wenn Sie also auch vor dem Krebs Alkohol getrunken haben, wird er Ihnen auch jetzt helfen können, sich »normal« zu fühlen.

Besprechen Sie dies aber bitte unbedingt mit Ihrem behandelnden Arzt, der weiß, ob sich ein Gläschen Wein auf die Wirkung Ihrer Medikamente auswirkt.

Probieren Sie Neues

Es ist ganz normal, dass sich Ihr Geschmack- und Geruchssinn während einer Krebsbehandlung verändert. Sie werden ebenfalls merken, dass Sie bestimmte Gerüche anwidern, die Sie normalerweise als wohlriechend empfunden haben.

Um Ihr Leben so angenehm wie möglich zu gestalten,

- wählen Sie Lebensmittel, die nicht stark riechen,
- essen Sie Lebensmittel kühler als üblich (probieren Sie lauwarm statt heiß), denn das reduziert die Aromen,
- bleiben Sie der Küche fern, während gekocht wird, wenn der Geruch des Essens Ihnen den Appetit verdirbt.

Probieren Sie verschiedene Gewürze aus, die den Appetit anregen, z.B. Zitronensaft, frische Kräuter, Chutneys, Käse, Pfeffer, gewürztes Salz, Sojasauce oder Balsamico-Essig. Viele von Sams Rezepten wurden speziell gegen Appetitlosigkeit und Gewichtsverlust entwickelt.

Unsere Empfehlungen beinhalten:

- Blumenkohl-Rosmarin-Suppe (Seite 44)
- Kürbis-Kokos-Suppe mit Zitronengras und Koriander (Seite 45)
- Marokkanisches Hühnchen (Seite 82)
- Gebratene Schweinekeule mit Zucchini (Seite 85)
- Kürbiscurry mit Schlangenbohnen (Seite 86)
- Estragon-Hähnchen (Seite 87)
- Omelett Arnold Bennett (Seite 89)
- Clafoutis (Seite 116)
- Birnen-Schoko-Crumble (Seite 121)
- Schoko-Mandel-Brownies (Seite 124)
- Reispudding mit Steinobst (Seite 129)

Einfache Maßnahmen gegen Übelkeit

»Obwohl die modernen Medikamente gegen Übelkeit sehr wirksam sind, gab es Tage, an denen mir schlecht wurde, ähnlich der Morgenübelkeit während der Schwangerschaft. Was mir damals geholfen hat – einfache Dinge zum Knabbern –, half mir auch jetzt wieder.«

Amy

»Ich habe meine Zähne drei- bis viermal am Tag geputzt, um ein saubereres Gefühl zu bekommen. Ich lutschte kleine Minzbonbons, und auch ein Freund von mir verließ sich während der Chemo auf Bonbons. Ich aß auch kandierten Ingwer, um den säuerlichen, metallischen Geschmack in meinem Mund zu überdecken.«

Lindsey

Wenn jemand während der Behandlung Probleme mit Übelkeit hat, ist Geruch ein wichtiger Faktor, der berücksichtigt werden sollte. Halten Sie Essensgerüche, wenn möglich, hinter verschlossenen Türen. Und vermeiden Sie ebenfalls stark riechende Haushaltsreiniger. Meiden Sie grundsätzlich alles, was künstlich riecht. Auch Duftkerzen können in dieser Zeit eine Belastung sein, ersetzen Sie sie daher durch unparfümierte Kerzen. Frische leichte Gerüche nach Zitrone oder Minze werden hingegen häufig als angenehm und wohltuend empfunden.

Wenn Ihnen übel ist, werden Sie kleine, häufige Mahlzeiten oft besser vertragen; nehmen Sie einfach nur einen Teelöffel oder einen Schluck auf einmal. Essen und trinken Sie langsam.

Achten Sie darauf, genügend Flüssigkeit zu sich zu nehmen. Trinken Sie Wasser schluckweise, wenn Sie merken, dass ein ganzes Glas auf einmal zu viel ist. Es hat sich bewährt, eine Thermoskanne mit Ingwer- oder Pfefferminz-Wasser bereitzustellen. Ingwer und Minze sind nicht nur großartig für die Verdauung und die Entspannung des Magens, sie schmecken auch angenehm und wirken stärkend.

Wenn Sie mit Übelkeit zu kämpfen haben, werden Sie wahrscheinlich Ihre Ernährung umstellen wollen, darum finden Sie nachfolgend einige hilfreiche Tipps dazu.

Kleine Mahlzeiten und Snacks

Ihnen ist vielleicht nicht nach Essen, aber probieren Sie trotzdem, fünf oder sechs kleine Mahlzeiten, statt drei größere Mahlzeiten zu sich zu nehmen. Das wirkt ausgleichend auf Ihren Blutzuckerspiegel, sodass Sie sich wahrscheinlich weniger krank fühlen. Versuchen Sie, etwas zu essen, bevor Sie in eine Behandlung gehen – die Wahrscheinlichkeit, dass Sie sich danach krank fühlen, ist dann geringer. Meiden Sie frittierte, stark gewürzte, süße oder salzige Speisen. Einfache Lebensmittel wie Cracker oder Weißbrot können Ihren Magen gut beruhigen.

Kühles tut gut

Kühle Speisen wie Wackelpudding, Joghurts und Desserts aus dem Kühlregal dürften Sie gut vertragen. Essen Sie die Sachen kühler als bisher, um die Geschmacksstoffe abzuschwächen. Lauwarm ist in der Regel besser als heiß. Bei manchen Chemotherapien muss allerdings auf kühle Lebensmittel verzichtet werden – fragen Sie bitte Ihren Onkologen. Kühle Getränke sind häufig leichter zu trinken. Probieren Sie verdünnte Fruchtsäfte und isotonische Getränke, schales Ingwerbier oder Ginger Ale. Und unterschätzen Sie nicht, wie gut es tut, einen Eiswürfel oder etwas zerstoßenes Eis zu lutschen. Probieren Sie aus, ob es Ihnen guttut, Ihren Mund zu spülen oder die Zähne mit einer weichen Bürste vor und nach dem Essen zu putzen, damit sich Ihr Mund sauber und frisch anfühlt. Ein weiterer Tipp, um Ihr Wohlbefinden zu steigern, ist, ein Fenster zu öffnen oder einen Ventilator einzuschalten, damit die Luft frischer riecht.

Ruhen Sie sich aus

Achten Sie zudem darauf, wie Sie mit Angst und Sorgen umgehen, die Sie vielleicht spüren. Manchmal ist die eigene Angst vor dem Erbrechen unser schlimmster Feind! Sollte das auf Sie zutreffen, nehmen Sie den Gedanken einfach nur zur Kenntnis – und lassen Sie ihn dann weiterziehen. Vergessen Sie nicht, dass auch ein Spaziergang an der frischen Luft sehr guttun kann. Gurgeln und Zähneputzen können ebenfalls dazu beitragen, dass Sie sich besser fühlen.

Wenn Sie ständig erbrechen müssen, sollten Sie sich so lange ausruhen, bis Sie sich besser fühlen. Haben Sie eine gute Stunde nicht mehr erbrochen, gönnen Sie sich schluckweise ein rehydrierendes Getränk, um Ihren Flüssigkeitshaushalt auszugleichen, z.B. einen schwachen Tee oder klare Brühe. Orangen-, Grapefruit- oder Tomatensaft, Milchprodukte, Alkohol und kohlensäurehaltige Getränke sind zu diesem Zeitpunkt nicht empfehlenswert.

Viele von Sams Rezepten wurden speziell gegen Übelkeit entwickelt. Dies sind unsere Empfehlungen:

— Marokkanischer Minztee (Seite 31)
— Ingwer-Zitronengras-Tee (Seite 32)
— Kiwi-Minz-Smoothie (Seite 33)
— Erbsensuppe mit Schweinshaxe (Seite 47)
— Estragon-Hähnchen (Seite 87)
— Birne-Walnuss-Lebkuchen (Seite 118)
— Birchermüsli (Seite 130)

Weitere Tipps

Ingwer, ob in Form von Ginger Ale, als Tee oder sogar roh, ist erwiesenermaßen gut gegen Übelkeit. Er fördert die Ausschüttung verschiedener Verdauungssäfte und Enzyme, die Magensäure neutralisieren können, und er enthält Phenole, die die Magenmuskulatur entspannen und gereiztes Magengewebe beruhigen. Geben Sie daher, wo immer möglich, Ingwer zu Getränken, Suppen, Smoothies und warmen Speisen.

Pfefferminze ist ein weiteres Mittel, um Übelkeit zu bekämpfen. Lutschen Sie ein Pfefferminzbonbon oder kauen Sie ein Pfefferminzkaugummi. Pfefferminze kann verkrampfte Magenmuskeln entspannen und helfen, die Kontraktionen des Magens zu reduzieren, die Ihre Übelkeit verursachen können. Pfefferminztee kann den Magen beruhigen und Pfefferminzöl ist hervorragend für die Verdauung. Frische Minze in Salaten oder Smoothies kann diese noch schmackhafter machen.

Zitrusfrüchte: Geben Sie einige Scheiben Limette oder Zitrone (Bio-Qualität) in einen Gefrierbeutel und frieren Sie sie ein. Diese Scheiben sind ideal zum Lutschen, wenn Ihnen übel wird und keine frischen Zitronen verfügbar sind. Genauso wie der Zitronenduft dazu beitragen kann, dass Sie sich besser fühlen, kann auch der scharfe, frische Geschmack von Zitrone oder Limette in Ihrem Mund diese Wirkung haben.

Ätherische Öle, die die Übelkeit lindern: Diese Öle sollten nur äußerlich angewendet werden, da sie bei innerer Einnahme giftig sein können. Wenn Sie ätherische Öle auf die Haut auftragen, verdünnen Sie sie zunächst mit einem Trägeröl (Oliven-, Kokos- oder Mandelöl).

— 2 Tropfen Ingwer- + 1 Tropfen Zitronenöl in 5 ml Trägeröl; einatmen oder sanft über den Bauch massieren.
— 2 Tropfen Pfefferminz- + 2 Tropfen Zitronenöl in 5 ml Trägeröl; einatmen.
— 2 Tropfen Pfefferminz- + 1 Tropfen Ingweröl in 5 ml Trägeröl; einatmen oder sanft auf den Bauch massieren.

Akupressur-Armbänder können ebenfalls gegen Übelkeit und Erbrechen helfen. Sie wirken, indem das Armband Druck auf den Akupunkturpunkt p6 am Handgelenk ausübt.

Verdauungsenzyme: Auch Verdauungsenzyme, die in der Apotheke erhältlich sind, können helfen. Sie sorgen dafür, dass der Magen in Bewegung bleibt und sich nicht verkrampft, indem sie den chemischen Abbau von Lebensmitteln zu kleineren, resorbierbaren Bestandteilen fördern.

SALATE

Kürbis-Linsen-**Salat**

Für 4–6 Portionen | glutenfrei, laktosefrei
10 Min. + 40 Min. Kochzeit

½ Muskatkürbis oder Blauer Ungar, geschält und entkernt
1 kleiner Blumenkohl, in Röschen zerteilt
Meersalz und schwarzer Pfeffer
Olivenöl
400 g grüne oder Puy-Linsen
1 Handvoll Sojasprossen
75 g Haselnüsse, geröstet und grob gehackt
1 große Handvoll Rucola

• • •

Ofen auf 180 Grad Umluft vorheizen. — Kürbis in 3–4 cm kleine Stücke schneiden und mit Blumenkohlröschen in einem Bräter mit etwas Salz und Pfeffer und einigen EL Olivenöl vermischen. — Ca. 25–30 Min. im Ofen braten, bis das Gemüse zart und schön gebräunt ist. Aus dem Ofen nehmen und einige Min. abkühlen lassen. — In der Zwischenzeit Linsen waschen und abtropfen lassen, dann in einem Topf mit reichlich Wasser zum Kochen bringen. Ca. 15 Min. leicht köcheln lassen, bis die Linsen weich sind. Die restliche Flüssigkeit abgießen, die Linsen mit Salz und Pfeffer abschmecken und zum Abkühlen beiseitestellen. — Auf einer großen Servierplatte den abgekühlten Kürbis und Blumenkohl, die Sojasprossen und Haselnüsse mit etwas Olivenöl und einer großzügigen Würze aus Salz und Pfeffer vorsichtig vermischen. Rucola und Linsen unterheben und servieren.

KAREN »Wenn es ihn überhaupt gibt, würde ich sagen, dies ist der perfekte Salat. Perfekt für die ganze Familie, und ganz besonders für jeden, der sich einer Krebsbehandlung unterzieht, denn er steckt voll gesunder Nährstoffe und tut einfach nur gut.«

Buchweizen**salat mit Lachs und** Fenchel

Für 4–6 Portionen | glutenfrei, laktosefrei
10 Min. + 15 Min. Kochzeit

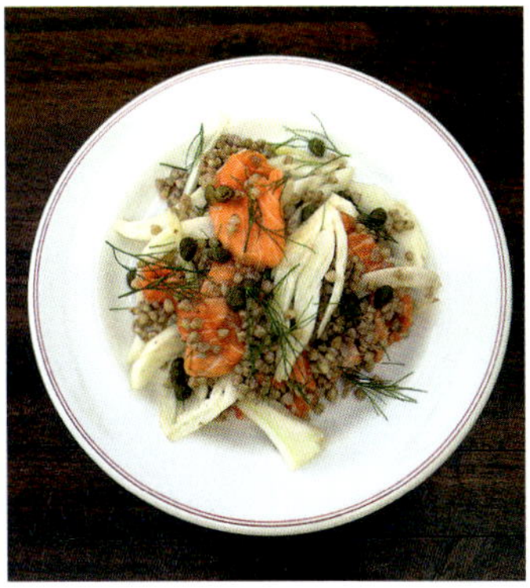

200 g Buchweizen, ganz
1 TL Salz
400 g Lachsfilet, entgrätet
2 EL Olivenöl
Schale und Saft von 1 Zitrone
1 EL Dijon-Senf
1 EL Kapern, grob gehackt
1 Fenchelknolle, ohne Strunk und fein geschnitten
Grobes Meersalz und schwarzer Pfeffer, nach Geschmack
1 kleine Handvoll Dill, fein gehackt

• • •

Buchweizen mit 1 TL Salz in einen großen Topf geben und so viel Wasser hinzufügen, dass der Buchweizen mindestens 2 cm bedeckt ist. — Langsam aufkochen und ca. 10 Min. köcheln lassen. — In der Zwischenzeit den Lachs so dünn wie möglich schneiden. In einer kleinen Schüssel Olivenöl, Zitronensaft und -schale, Senf und Kapern mit schwarzem Pfeffer verrühren und mit Lachs und Fenchel vermischen. — Wenn der Buchweizen zart, aber nicht weich ist, vom Herd nehmen, abbrausen und abtropfen lassen. — Geben Sie den Buchweizen zurück in die Pfanne und erhitzen Sie ihn unter ständigem Rühren in etwas Olivenöl, damit er nicht anbrennt. — Sobald der Buchweizen heiß ist, vom Herd nehmen und auf eine Servierplatte geben. Die Lachs-Fenchel-Mischung vorsichtig darunterheben. — Abschmecken und eventuell nachwürzen. — Dill darüberstreuen und servieren.

SAM »Wenn Sie gegarten Fisch lieber mögen, braten Sie das ganze Lachsfilet mit etwas Olivenöl, Salz, Pfeffer, Zitronensaft und -schale. Bestreuen Sie den gekochten Lachs mit Meersalzflocken und heben Sie ihn dann unter den Buchweizen. Wenn Sie Buchweizen nicht mögen, sind Perlgraupen lecker, ebenso wie Fregola (sardische Pasta) und israelischer Couscous (Ptitim).«

KAREN »Vollgepackt mit Ballaststoffen und Antioxidantien, hat Buchweizen zahlreiche gesundheitsfördernde Eigenschaften, unter anderem ist er besonders gut für die Verdauung. Anders als sein Name erwarten lässt, ist er völlig glutenfrei.«

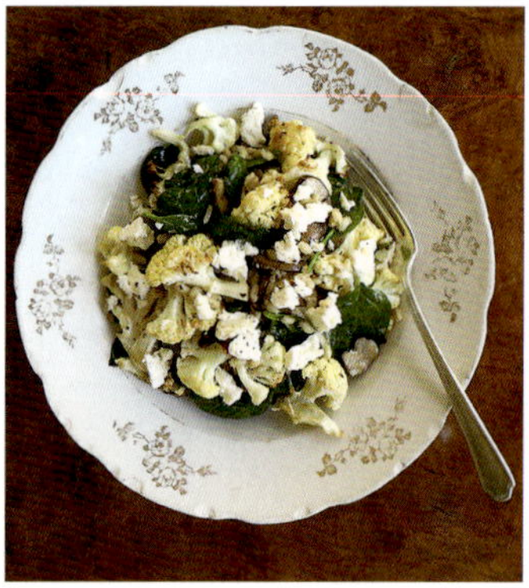

1 Blumenkohl
Einige Rosmarinzweige
Olivenöl
Salz und Pfeffer
400 g Perlgraupen, gewaschen
500 g Champignons
1–2 EL Butter
Saft von ½ Zitrone
1 Handvoll Rucola
Ca. 60 g Walnüsse, geröstet und grob gehackt
200 g Feta, zerbröckelt

• • •

Gerösteter **Blumenkohl mit Perl**graupen

Für 4–6 Portionen | glutenfrei | **10 Min. + 30 Min. Kochzeit**

Ofen auf 180 Grad Umluft vorheizen. — Blumenkohlröschen in einem Bräter verteilen und mit Rosmarin bestreuen. Mit Olivenöl beträufeln, mit Salz und Pfeffer würzen und ca. 30 Min. backen, bis die Röschen zart, goldbraun und leicht karamellisiert sind. — Graupen in einen Topf mit reichlich Salzwasser geben und in ca. 25 Min. weich kochen. Abtropfen und beiseitestellen. — Champignons in Scheiben schneiden. Topf auf mittlerer Flamme erhitzen und 1 EL Butter hineingeben. Champignons in der Butter schmoren, bis sie weich sind und duften. Bei Bedarf noch etwas mehr Butter hinzufügen. — Champignons, Graupen und Blumenkohl in einer großen Schüssel vermischen und mit Olivenöl und etwas Zitronensaft beträufeln. Abschmecken und eventuell nachwürzen. — Wenn Sie den Salat warm servieren möchten, erwärmen Sie ihn im Backofen nochmals leicht, bevor Sie Rucola, Walnüsse und zerbröckelten Feta unterheben.

SAM »Dies ist eine wunderbare Art und Weise, Pilze zu verwenden – nehmen Sie ruhig eine Mischung aus all den Sorten, die Sie mögen. Perlgraupen al dente gekocht sind ein perfekter Geschmacksträger; zudem sind sie sehr gehaltvoll und unglaublich gut für Sie.«

KAREN »Pilze sind sehr gut für Ihre Gesundheit. Sie enthalten Selen, Kalium, Vitamin C und Eisen und sind zudem eine hervorragende Proteinquelle.«

Baby-Wurzelgemüse mit **Ziegenkäse**

Für 4–6 Portionen | glutenfrei | 15 Min. + 30 Min. Kochzeit

Den Ofen auf 200 Grad Umluft vorheizen. — Balsamico, Honig und Rosmarin in einem kleinen Topf bei schwacher Hitze verrühren und die Flüssigkeit auf die Hälfte einkochen lassen (etwa 10 Min.). Passen Sie gut auf, dass nichts anbrennt. Sobald das Dressing reduziert ist, den Topf vom Herd nehmen und abkühlen lassen. — Das Gemüse je nach Sorte portionsweise kurz in kochendem Salzwasser blanchieren; Rüben und Rote Bete benötigen ein wenig länger als Baby-Karotten, die nur 1 Min. brauchen. Auch Baby-Lauch braucht nicht lange. Das Gemüse sollte bissfest bleiben. Kurz abschrecken und abtropfen lassen, dann auf einem geölten Backblech verteilen. — Gemüse ca. 20 Min. rösten, bis es karamellisiert und außen etwas knusprig ist. — Aus dem Ofen nehmen, abkühlen lassen und in eine große Schüssel geben. Rosmarinzweige aus dem Dressing entfernen und dieses über das Gemüse gießen. — Zum Servieren das Gemüse auf einem Teller anrichten und den Käse darüberbröckeln.

SAM »Man kann so ziemlich jede Art von Wurzelgemüse verwenden. Junge Kohlrabi, Steckrüben, Rote Bete, Lauch, Fenchelknollen und Karotten sind alle leckere Zutaten. Und wem der Ziegenkäse zu kräftig ist, kann einen cremigen Feta oder auch Ricotta verwenden.«

KAREN »Der duftende Rosmarin ist nicht nur das i-Tüpfelchen auf diesem Salat, er enthält auch Substanzen, die das Immunsystem stimulieren und sowohl die Durchblutung als auch die Verdauung fördern.«

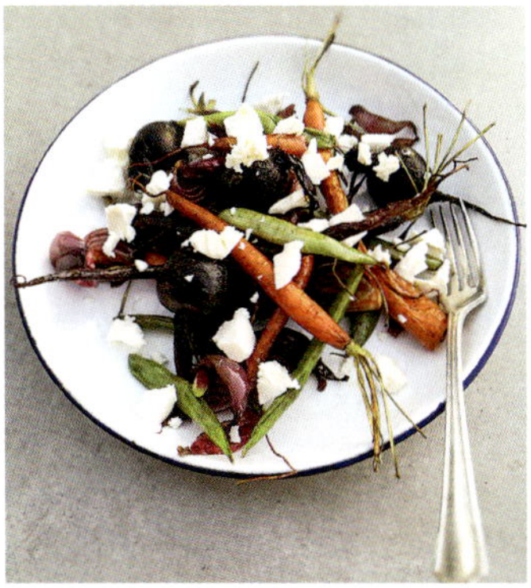

200 ml Balsamico-Essig
2 EL Honig
Mehrere Rosmarinzweige
1 kg gemischtes Baby-Wurzelgemüse, gewaschen
Olivenöl
Salz und Pfeffer
150 g Ziegenfrischkäse oder anderer weißer Weichkäse

• • •

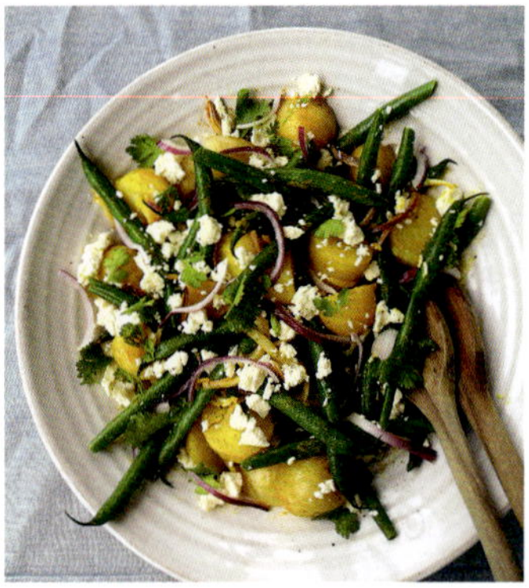

900 g neue Kartoffeln, gebürstet
200 g lange grüne Bohnen, Enden entfernt
Olivenöl
2 TL gemahlene Kurkuma
1 EL Kreuzkümmel, geröstet
Salz und Pfeffer
1 kleine Handvoll Petersilie, grob gehackt
150 g Feta

• • •

Neue Kartoffeln **mit Feta und** Bohnen

Für 4–6 Portionen | glutenfrei | 10 Min. + 10 Min. Kochzeit

Kartoffeln bei Bedarf halbieren, dann in reichlich Salzwasser kochen, bis sie weich sind. Abtropfen lassen und in eine große Schüssel geben. — Bohnen in kochendem Wasser ca. 1 Min. blanchieren (sie sollten bissfest bleiben, darum nicht zu lange kochen lassen.) Unter kaltem Wasser abschrecken, abtropfen lassen und zu den Kartoffeln geben. — 1–2 EL Olivenöl, Gewürze und Petersilie hinzufügen und alles gründlich vermischen. — Den Salat abschmecken und gegebenenfalls nachwürzen, dann auf einer Servierplatte oder einem großen Teller anrichten. — Feta darüberstreuen und servieren.

SAM »Dies ist ein verblüffend einfaches Rezept, das eine leckere und vollwertige Mahlzeit ergibt. Kurkuma spielt darin die Hauptrolle (ich liebe sie!). Sie können auch Ricotta oder indischen Paneer anstelle von Feta verwenden, obwohl ich finde, dass Feta für eine schön cremige Konsistenz sorgt. Erwärmen Sie das Gemüse in einer Pfanne, dann wird der Käse weich und zerläuft etwas.«

KAREN »Kurkuma schmeckt nicht nur gut, sondern ist auch ein gutes Antioxidans und wirkt entzündungshemmend. Sie verbessert unser Denken und wirkt positiv auf den Blutzuckerspiegel. Genießen Sie den herrlichen Geschmack und die vielen gesundheitlichen Vorteile dieses Gerichts.«

Nebenwirkungen einer Hormontherapie

»Ich fing an, Tamoxifen zu nehmen, und hatte ein echtes Problem mit Gewichtszunahme und Hitzewallungen. Zum Glück habe ich eine ausgezeichnete Hausärztin, und sie hat mir viele praktische Tipps gegeben, die geholfen haben.«

Judy

»Was mir bei der Hormontherapie auffiel, war, wie trocken ich mich fühlte, meine Haut, meine Haare und innerlich. Ich habe die Produkte, die ich benutzte, gewechselt, und ich bin jetzt wählerischer, was meine Ernährung betrifft.«

Sarah

Viele Patienten erhalten nach einer Krebsdiagnose eine Hormontherapie. Manche sagen, dass sie wenig oder nichts davon spüren, andere leiden sehr unter den Nebenwirkungen. Bei Erkrankten, deren Krebs hormonsensitiv oder hormonabhängig ist, bedeutet Hormontherapie, dass Medikamente gegeben werden, die die Wirkung von Hormonen blockieren. Manche Patienten sagen, dass sie wenig oder nichts davon spüren. Einige Männer mit Prostatakrebs erleben Symptome, die später (Seite 65) in diesem Kapitel besprochen werden, und bei einigen Frauen zeigen sich Symptome ähnlich denen der Wechseljahre.

Dr. Janice Brown, Hausärztin und klinische Leiterin an der Auckland University, hat sich auf Frauengesundheit und insbesondere auf die Wechseljahre spezialisiert und ist auch Mitglied im Bildungsausschuss des *Australasian Menopause Board*. An einem Sommertag traf ich sie, um mich zu informieren. Die folgenden Seiten geben unsere Unterhaltung über Lösungen für einige der häufigsten Symptome wieder.

Hitzewallungen und Nachtschweiß

Frauen beschreiben, dass Hitzewallungen ihren gesamten Körper überschwemmen, wodurch sie einen roten Kopf bekommen und verschwitzt sein können. Nachtschweiß kann Frauen den Schlaf rauben. Manchmal sind sie nur sehr schwach, doch diese beiden Symptome können in anderen Fällen sehr belastend sein und sich negativ auf die Lebensqualität auswirken. Die Lösung, sagt Dr. Brown, hängt sehr stark von der einzelnen Frau ab.

»Am besten suchen Sie einen Arzt wie mich auf, der über Fachkenntnisse auf diesem Gebiet verfügt. Antidepressiva (SNRI und SSRI) können zur Behandlung von Hitzewallungen und Nachtschweiß eingesetzt werden und in der richtigen Dosierung die Symptome um durchschnittlich 60–70 Prozent abschwächen. Sprechen Sie auf jeden Fall mit Ihrem Arzt, um sicherzustellen, dass keine unerwünschten Nebenwirkungen auftreten.«

Auch kleine Änderungen im Lebensstil können helfen:

- Regelmäßige Bewegung, optimierte Ernährung, mit dem Rauchen aufhören und sowohl den Alkohol- als auch den Koffeinkonsum reduzieren verbessern die allgemeine Gesundheit und machen die Symptome besser verträglich.
- Wenden Sie bei der Kleidung das Zwiebelprinzip an.
- Meiden Sie scharfes Essen.
- Stellen Sie einen Ventilator in Ihrer Nähe auf, den Sie bei Bedarf einschalten können.
- Manche Menschen finden Hypnose hilfreich.

Es gibt eine Reihe pflanzlicher Produkte, die Linderung bei Wechseljahrsbeschwerden versprechen, doch sollten Sie mit einem Arzt darüber sprechen, ob sich diese in klinischen Studien als sicher und wirksam erwiesen haben; glauben Sie nicht blind den marketinggesteuerten Versprechen auf der Verpackung! Nur weil sie angeblich »natürlich« sind, heißt das nicht, dass sie Ihnen helfen werden – und in manchen Fällen können sich diese Produkte auch negativ auf die eigentliche Behandlung auswirken.

Schlafstörungen

Auch hier empfiehlt Dr. Brown, mit Ihrem Arzt zu sprechen.

»Ein Arzt wird ganzheitlich beurteilen, warum ein Patient nicht schlafen kann. Handelt es sich um eine Einschlafstörung, oder wacht die Person häufig auf? Ist derjenige heiß und verschwitzt, wenn er aufwacht? Falls ja, sind es vielleicht Hitzewallungen oder nächtliche Schweißausbrüche, die sie aufwecken. Schlafstörungen können jedoch auch, und das tritt häufig auf, durch Depressionen verursacht werden. Aber auch bestimmte Medikamente, die eine Person einnimmt, können den Schlaf stören.

Lässt sich kein medizinischer oder medikamentöser Grund dafür finden, dass jemand nicht schlafen kann, würde ich dem Patienten Schlafhygiene empfehlen. In diesem Fall ist es wichtig, am Abend eine feste Routine zu haben. Eine Stunde vor dem Schlafengehen sollten Bildschirme ausgeschaltet werden. Fernseher, Tablets oder Mobiltelefone sollen ausbleiben; wenn Sie mögen, können Sie auf einem Tablet noch lesen, besser ist aber das Lesen in einem Buch. Es ist wichtig, jeden Abend den gleichen Ablauf zu haben, bis der Körper wieder zur Regelmäßigkeit des Schlafes zurückgefunden hat.«

Stimmungsschwankungen

Stimmungsschwankungen können als Nebenwirkung der Antihormontherapie auftreten, doch sie können auch andere Ursachen haben.

»Eine schwerwiegende medizinische Diagnose, Chemo, Strahlentherapie und Erschöpfung – das alles sind gute Gründe dafür, dass jemand mit Stimmungsschwankungen reagiert. Ein Arzt kann beurteilen, ob es an den eingenommenen Medikamenten liegt. Wenn das nicht der Fall ist, könnte Ihnen der Besuch bei einem Psychotherapeuten helfen. Nicht nur zur Beratung, sondern vielmehr zum Erlernen einiger guter Techniken, wie beispielsweise Achtsamkeitstraining, das Ihnen im Umgang mit Ihren Gefühlen geeignete Wege aufzeigt.

Möglicherweise leiden Sie unter einer klinischen Depression. Im Internet finden Sie den PHQ9-Fragebogen, der beim Ausfüllen bestimmte Gedanken zu diesem Thema bei Ihnen auslösen kann und sehr hilfreich ist. Diesen Fragebogen finden Sie beispielsweise unter: www.kvberlin.de. Der Name ist sozusagen Programm, der Test umfasst neun Fragen, die Sie mit den Zahlen 1–4 bewerten. Es ist wichtig, dass Sie beim Ausfüllen wirklich ehrlich sind. Nur Sie und der Arzt, dem Sie den Fragebogen zeigen, werden ihn sehen.«

Gewichtszunahme

Viele Frauen kämpfen mit einer Gewichtszunahme, wenn sie sich einer Hormontherapie unterziehen, und neigen meist dazu, Gewicht um die Taille herum anzusetzen.

»Diese Art der Gewichtszunahme ist ärgerlich, besonders, wenn man zuvor eine schlanke Taille hatte. Sollte die Zunahme ausgeprägt sein, empfehle ich den Patienten, einen Ernährungsberater aufzusuchen. Achten Sie immer darauf, weniger verarbeitete Kohlenhydrate zu sich zu nehmen und sich gesund und ausgewogen zu ernähren. Was die meisten Frauen nicht wissen, ist, dass sie nach der Menopause und während einer Hormonbehandlung gut ein Drittel weniger Nahrung benötigen als früher. Achten Sie zudem also darauf, wie viel Sie zu sich nehmen. Möglicherweise ist es sinnvoll, jetzt die Portionsgrößen zu reduzieren.

Bewegung ist notwendig, damit Ihr Stoffwechsel effizienter arbeitet. Walken ist eine einfache Sportart und es geht dabei nicht nur um die Kalorien, die Sie verbrennen, sondern auch darum, dass die Bewegung Ihr System für die nächsten 24 Stunden in Schwung bringt. Es gibt mittlerweile viele Belege dafür, wie wichtig es ist, sich zu bewegen, also raus mit Ihnen. Gehen Sie spazieren, schwimmen, Tennis spielen, Rad fahren – was immer Sie mögen. Wenn Sie bettlägerig sind, beginnen Sie Armübungen. Es tut nicht gut, sich gar nicht zu bewegen, also überlegen Sie, wie Sie in Bewegung kommen können. Viele bewegen sich nach einer Operation gar nicht – für die Genesung und psychische Gesundheit aber macht es einen großen Unterschied, wenn sie sich bewegen und sich fit halten.

In gewisser Weise ist eine Hormonbehandlung eine chemische Menopause für Frauen. Wenn sie nicht aufpassen, kann das sehr schnell zu Muskelschwund und auch zu Knochenabbau führen. Frauen, die eine Antihormontherapie erhalten, sollten mit Gewichten arbeiten. Trainieren Sie also nicht nur für Ihre Waage, sondern auch für Ihre Knochen, Ihre Kraft und Ihre geistige Gesundheit.

Im Rahmen einer Antihormontherapie steigt bei Frauen das Osteoporose-Risiko, darum ist es gut, durch Walken und Spazierengehen die Muskelkraft in den Armen, Beinen und im Rumpf aufzubauen. Oder heben Sie Gewichte – das funktioniert sogar mit ein paar Konservendosen. Sie müssen nicht rausgehen und viel Geld ausgeben. Es gibt viele Beispiele dafür, dass Frauen, die Sport treiben, eine viel bessere Krebsprognose haben.«

Wenn Sie an Gewicht zunehmen und Ihre Ernährung umstellen möchten, werden Ihnen die Rezepte im Salat- (Seite 56) und Suppenteil (Seite 44) von großem Nutzen sein.

Trockenheit

Haut und Haare

Trockene Haut und Haare sind als Nebenwirkungen einer Antihormontherapie sehr verbreitet. Einige leiden auch unter trockener Mundschleimhaut. Vaginale Trockenheit kann ein großes Problem für Frauen darstellen, obwohl über dieses spezielle Symptom oft nicht gesprochen wird.

»Das Beste, was Sie gegen trockenes Haar und trockene Haut tun können ist, frisches Obst und Gemüse zu essen, um Ihren Organismus mit möglichst vielen Mineralien aufzutanken. Essen Sie viel Lachs; er ist reich an Fischölen. Leinsamen helfen ebenfalls bei trockener Haut. Ich bin kein großer Freund von Nahrungsergänzungsmitteln, da ich mich frage, wie aktiv die Bestandteile noch sind, wenn sie wochenlang in Kapseln im Supermarktregal liegen. Darum empfehle ich den Leuten, Ihre Nährstoffe aus der Nahrung zu ziehen, die sie essen.

Als Feuchtigkeitsspender empfehle ich unparfümierte, fetthaltige Cremes, da Ihre Haut empfindlicher werden kann. Bei trockenem Mund können Kaugummis oder Pfefferminzbonbons den Speichelfluss anregen. Oder bitten Sie Ihren Arzt, Ihnen ein Mundgel zu verschreiben.«

Trockenheit im Intimbereich

Unter Vaginalproblemen leiden viele Frauen im Rahmen einer Antihormontherapie. Hier sind einige praktische Tipps, die bei trockener Scheide helfen können:

- Tragen Sie Slips aus reiner Baumwolle (oder anderen Naturfasern), um Reizungen zu vermeiden.
- Tragen Sie nachts keinen Slip.
- Verwenden Sie milde und allergenfreie Waschlotionen.
- Verwenden Sie keine Intimwaschlotionen, -sprays oder Vaginalduschen.
- Verwenden Sie unparfümierte Binden, Tampons und Toilettenpapier.
- Vermeiden Sie es, den Genitalbereich zu rasieren oder zu enthaaren.

Eine kühle Spülung oder Auflage können Juckreiz und leichte Beschwerden lindern. Lösen Sie dazu ½ TL Natron in 1 Liter Wasser und tragen Sie die Flüssigkeit mehrmals täglich sanft mit einem Tuch auf.

Vitamin E, oral eingenommen oder als Salbe angewendet, kann ebenfalls Symptome lindern.

Auch sexuelle Aktivität kann Ihre Symptome verbessern, da dabei die Durchblutung verbessert und das Gewebe gesund gehalten wird. Um die Reibung zu verringern und den Geschlechtsverkehr angenehmer zu gestalten, können Sie ein Gleitgel oder eine Feuchtigkeitscreme auf Wasser- oder Silikonbasis verwenden.

Geben Sie unbedingt das Rauchen auf. Es gibt viele gut Gründe dafür, aber hätten Sie gewusst, dass das Rauchen den Blutfluss im Genitalbereich verringert und sich direkt auf die Vaginalzellen auswirkt? Also Finger weg von Zigaretten.

Bei anhaltenden Beschwerden sprechen Sie mit Ihrem Onkologen über die Möglichkeit der äußerlichen Anwendung eines vaginalen Hormonpräparats, das sehr effektiv sein kann. Es gibt ein wachsendes Interesse an der CO_2-Lasertherapie, die, einfach ausgedrückt, die Schleimhaut in der Vagina durch gesünderes Gewebe ersetzt; allerdings sind die Studien in diesem Bereich noch nicht abgeschlossen, sodass Sie auf jeden Fall mit Ihrem Arzt darüber sprechen sollten, ob diese Therapie für Sie eine Option ist.

Tipps für Männer

Während die vorangegangenen Informationen Frauen betreffen, können auch Männer, die bei Prostatakrebs eine Hormontherapie erhalten, mehr oder weniger starke Nebenwirkungen spüren.

Zum Beispiel:

- verminderte Libido
- Erektionsstörungen
- Verlust von Knochendichte, Muskelmasse und Körperkraft
- Gewichtszunahme
- Hitzewallungen
- Stimmungsschwankungen
- Fatigue

Viele der Empfehlungen für Frauen gelten auch für Männer, insbesondere die der ausgewogenen Ernährung und Bewegung, denn dadurch können Symptome gemildert werden, einschließlich extremer Müdigkeit. Regelmäßiges Training wie schnelles Gehen, Schwimmen und Übungen mit kleinen Gewichten kann den Muskelabbau aufhalten sowie Muskeln und Knochen stärken.

Es liegt auf der Hand, dass die sexuellen Nebenwirkungen der Hormontherapie bei Prostatakrebs am schwersten wiegen. Medikamente zur Behandlung der erektilen Dysfunktion wirken in der Regel nicht bei Männern, die unter einem Mangel an sexueller Lust leiden. In diesem Fall lohnt es sich, professionelle Hilfe zu suchen, vor allem um herauszufinden, ob möglicherweise Depressionen zu Grunde liegen könnten. Wir empfehlen Ihnen, einen kurzen Fragebogen (Seite 63) auszufüllen, um eine Depression auszuschließen, die bei Menschen während einer Krebstherapie sehr häufig auftritt.

Fazit

Männer und Frauen mögen sich unwohl fühlen, wenn sie mit ihrem Arzt über einige der genannten Nebenwirkungen sprechen, doch das Gespräch mit einem Spezialisten lohnt sich wirklich, um herauszufinden, was helfen kann. Ihre Ärzte sind es gewohnt, über diese Themen zu sprechen. Leiden Sie nicht im Stillen, holen Sie sich die Hilfe, die Sie brauchen.

Der **Umgang** mit Schmerzen und **Unwohlsein**

»Die Rekonvaleszenz nach der OP war viel weniger schmerzhaft, als ich erwartet hatte, aber ich muss zugeben, dass ich mich eine Zeit lang ziemlich wund gefühlt habe.«

Jeremy

»Während die Schmerzmittel gut zu wirken schienen, fand ich auch komplementäre Behandlungen, die mir halfen, während ich mich von der OP und den Krebsbehandlungen erholte.«

Alice

Krebspatienten haben nach einer Operation oft mit Schmerzen zu kämpfen, manchmal auch während einer Behandlung. Schmerz ist ein Symptom, das die Lebensqualität mindert und den Genesungsprozess behindern kann. Er sollte nicht ignoriert werden. Alle Schmerzen und Beschwerden sollten mit einem Arzt besprochen werden, denn die Chance, dass man sie in den Griff bekommen kann, ist hoch. Nehmen Sie alle Medikamente ein, die speziell Ihnen verschrieben wurden, um die Schmerzen unter Kontrolle zu haben. Lassen Sie bitte keine Dosis aus, da die Wirkung sonst möglicherweise eingeschränkt wird. Die folgenden Tipps können Ihnen zusätzlich helfen.

Atemübung

Es ist nur natürlich, bei Schmerzen flach atmen zu wollen, doch tiefe, sanfte Zwerchfellatmung kann bei fast jedem Schmerz helfen.

— Nehmen Sie eine entspannte, liegende Position ein und schließen Sie die Augen oder schauen Sie entspannt geradeaus. Legen Sie Ihre Hand sanft auf den Bauch und beginnen Sie einen langen, langsamen Atemzug, indem Sie durch die Nasenlöcher einatmen. Lassen Sie den Atem bis zu Ihrem Zwerchfell hinunterströmen, bis Sie spüren können, wie es gegen Ihre Hand drückt.

— Halten Sie den Atem nicht an; halten Sie nur einfach kurz inne und atmen Sie dann aus. Wenn Sie möchten, stellen Sie sich einen Ballon in Ihrem Bauch vor, der sich aufbläst und entleert, während Sie atmen.
— Atmen Sie dann wieder ein, lang und langsam, und wiederholen Sie den Vorgang, bis der Schmerz nachlässt.

Sollte Ihnen schwindlig oder schwarz vor Augen werden, kehren Sie für eine Weile zu Ihrem normalen Atemmuster zurück, verlangsamen Sie Ihre Ausatmung oder verlängern Sie die natürliche Pause zwischen Ein- und Ausatmen.

Zwerchfellatmung kann nicht nur körperliche Schmerzen lindern, sondern auch Ängste, Depressionen und Stress, weil sie den Körper aus dem »Flucht oder Angriff«-Modus holt. Außerdem verbessert sie den Lymphfluss sowie das Blutbild und stärkt das Immun- und Herz-Kreislauf-System.

Bewegung und Physiotherapie

Ich habe Lou James, die Physiotherapeutin und Gründerin des *PINC & STEEL Cancer Rehabilitation Trust*, eingeladen, um den Einfluss von Bewegung auf die Linderung von Schmerzen mit ihr zu besprechen.

»In meinem Beruf haben wir oft mit Schmerzen zu tun, die viel Kummer und auch funktionelle Probleme verursachen können. Es ist wichtig, sich mit den Schmerzen nicht abzufinden, sondern Hilfe zu suchen. Jede der üblichen Krebsbehandlungen kann mit Schmerzen einhergehen. Die Krebschirurgie erzeugt Schmerzen, wenn Nerven durchtrennt werden. Chemotherapie kann durch die Nerven und aufgrund der Toxizität der Medikamente Schmerzen verursachen. Auch ein Lymphödem kann zu Schmerzen führen, ebenso die Myopathie (eine Erkrankung des Muskelgewebes). So viele Dinge können Schmerzen verursachen – doch es gibt auch viele Möglichkeiten, sie zu lindern.

Nehmen Sie Ihre Schmerzen ernst

Schmerz ist ein Symptom, das die Lebensqualität mindert und den Genesungsprozess behindern kann. Er sollte niemals ignoriert werden.

Manchmal entsteht Schmerz, weil man sich nicht richtig bewegt. Narbengewebe kann schmerzhaft sein, wenn es anhaftet, darum sind manuelle Physiotherapie oder Mobilisierung erforderlich. Wenn etwas, das schmerzhaft und steif ist, gelöst werden kann, geht der Schmerz meist zurück.«

Lou empfiehlt, mit einem Onkologen zu sprechen, wenn Schmerzen infolge einer Therapie auftreten, denn manchmal ist es möglich, den Therapieansatz und die Medikamente anzupassen, wenn belastende Begleiterscheinungen auftreten. Onkologen möchten wissen, ob irgendwelche Nebenwirkungen auftreten. Vielen Menschen fällt es jedoch schwer, über diese Probleme zu sprechen. Vielleicht befürchten sie, dass die Behandlung abgebrochen wird, doch heutzutage ist die Auswahl an chemotherapeutischen Medikamenten groß. Darum ist es wichtig, dass sich die Patienten zu Wort melden und offen und ehrlich über alle Symptome sprechen, die sich bei ihnen zeigen könnten.

Wenn Sie nichts gegen den Schmerz unternehmen, kann er chronisch werden. Sprechen Sie das Problem also schon früh an, nur so können Sie dazu beitragen, dass die Begleiterscheinungen nicht schlimmer werden. Eine Operation an Brust, Schultern, Kopf oder Hals etwa hat für viele Frauen oft große Auswirkungen auf die Art und Weise, wie sie ihre Arme bewegen. Wenn nichts gegen diese Fehlbewegungen unternommen wird, kann das wiederum zu langfristigen Problemen führen. Physiotherapie im Rahmen einer Krebs-Rehabilitation ist häufig bewegungsbasiert. Wir schauen uns an, wie sich Ihr Körper bewegt, wie er funktioniert, und entwickeln gemeinsam mit Ihnen einen Plan, damit der Bewegungsfluss besser wird.«

Manche Menschen können nach einer Operation möglicherweise nicht mehr zu 100 Prozent zu ihrem alten Selbst zurückzukehren und doch kann es sinnvoll sein, einen Physiotherapeuten hinzuzuziehen, der zumindest bei der Wiederherstellung von Teilen der Beweglichkeit hilft.

»Wir behandeln viele Menschen mit Krebserkrankungen, deren Nebenwirkungen sich auf Darm, Blase und die Sexualfunktionen auswirken. Oft fällt es den Leuten schwer, über diese Dinge zu reden. Sie denken: Das ist eben mein Los, ich wurde operiert und es wird wohl für immer so bleiben. Doch das muss nicht so sein. Wenn ein für die Rehabilitation von Krebspatienten ausgebildeter Physiotherapeut, der sich mit der ganzen Körpermechanik auskennt, Sie in Ihrer Situation unterstützt, können Sie meist eine Menge Kontrolle und Kraft zurückbekommen. Was mich am meisten belastet ist, dass so viele Menschen lebenslang Beschwerden ertragen, nur, weil sie nicht wissen, welche Unterstützung ihr Arzt Ihnen hätte empfehlen können.

Jeder konzentriert sich komplett auf den Krebs, aber wenn er dann überwunden ist, möchten die Menschen auch danach noch so gut wie möglich funktionieren und schmerzfrei leben. Durch frühzeitige Unterstützung können wir dazu beitragen, dass Körper und Geist gestärkt werden, und den Patienten helfen, sich zu erholen. Es liegt auf der Hand, dass bei Menschen, die während ihrer Behandlungen aktiv sind und physiotherapeutische Unterstützung erhalten, die Therapien günstiger verlaufen und es ihnen anschließend auch bessergeht.«

Komplementäre Behandlungsmethoden

Einige Schmerzpatienten machen gute Erfahrungen mit ergänzenden Therapien. Denken Sie aber bitte daran, dass diese nicht bei jedem effektiv wirken. Wenn Sie sich für eine komplementäre Behandlung entscheiden, sollten Sie immer zuerst mit Ihrem Arzt sprechen und sich bewusst sein, dass eine solche Therapie keine von Ihrem Arzt verordnete Behandlung ersetzen sollte.

Massage

Massagen können Verspannungen und Schmerzen lindern, die Durchblutung und Entspannung fördern. In der Regel üben Massagetherapeuten Druck mit ihren Händen aus, doch sie können auch ihre Unterarme, Ellbogen oder Füße benutzen. Ein Patient kann aus vielen verschiedenen Massagearten wählen, von sanft bis hin zu sehr aktiv und intensiv. Bei korrekter Anwendung gilt die Massage als sicher – sprechen Sie bitte trotzdem immer erst mit Ihrem Arzt, besonders wenn

— Sie offene Wunden, Prellungen oder empfindliche Hautpartien haben,
— Sie eine Blutungsstörung oder einen niedrigen Thrombozytenwert (Thrombozytopenie) haben, ein blutverdünnendes Medikament einnehmen oder
— Sie ein Blutgerinnsel in einer Vene haben.

Akupunktur

Die Akupunktur, die seit Jahrhunderten praktiziert wird, ist eine Methode der Traditionellen Chinesischen Medizin. Sie wird von einigen Krebspatienten als hilfreich gegen Schmerzen erachtet. Akupunktur basiert auf der Theorie, dass Qi (Energie) durch und um unseren Körper fließt. Die Therapeuten gehen davon aus, dass Krankheit oder Schmerz auftreten, wenn etwas das Qi blockiert oder aus dem Gleichgewicht bringt. Somit wirkt diese Behandlung, indem sie das Qi löst oder beeinflusst und ihm hilft, wieder ins Gleichgewicht zu kommen.

Bei der Akupunktur setzt der Therapeut sehr dünne Nadeln an bestimmten Stellen des Körpers in die Haut, um den Energiefluss zu beeinflussen. Manchmal werden auch Hitze, Druck oder sanfter elektrischer Strom in Kombination mit den Nadeln verwendet. Die Behandlung dauert in den meisten Fällen zwischen 15 Minuten und einer Stunde. Es können mehrere Sitzungen erforderlich sein, um das Therapieziel zu erreichen. Die meisten Patienten sagen, dass sie nicht spüren, andere berichten, dass sie einen leichten Druck spüren, wenn die Nadel gesetzt wird, und dass der Bereich um die Einstichstelle herum kribbeln oder jucken kann.

Wärme oder Kälte?

Mit einer Wärmflasche oder einen Kirschkern-, Traubenkern oder Dinkelkissen, das Sie im Ofen oder in der Mikrowelle erwärmen können, lässt sich Wärme ganz gezielt an den schmerzenden Stellen am Körper anwenden. Ein Eisbeutel oder Cold Pack kann als kalte Kompresse verwendet werden, um die Schmerzen infolge kleinerer Verletzungen zu lindern. Sie erhalten sie in den meisten Apotheken.

Meditation

Manche Menschen empfinden Achtsamkeitsmeditationen als hilfreich bei der Linderung chronischer Schmerzen. Es gibt keine richtige oder falsche Art zu meditieren und es gibt viele Bücher, CDs und Videos, die Ihnen den Einstieg erleichtern. Ziehen Sie sich zum Meditieren in einen ruhigen Raum zurück und beginnen Sie am besten mit 10-minütigen Einheiten, die Sie langsam steigern können.

Transkutane elektrische Nervenstimulation (TENS)

TENS-Geräte werden zur nicht-invasiven Nervenstimulation eingesetzt, um sowohl akute als auch chronische Schmerzen zu lindern. Während Studien zum Erfolg bei der Schmerzlinderung widersprüchlich sind, ist nachgewiesen, dass manche Patienten von der Verwendung dieser Geräte profitieren. Ein TENS-Gerät ist in der Regel mit zwei oder mehr auf der Haut angebrachten Elektroden verbunden und in der Regel batteriebetrieben. Frequenz und Intensität der Stromimpulse lassen sich modulieren.

Hypnose

Manche Menschen sehen in der Hypnose eine erfolgreiche Methode zur Schmerzbekämpfung. Oft hilft sie einem Menschen, seine Schmerzen zu bewältigen, indem sie seine Aufmerksamkeit vom Schmerzempfinden weglenkt. Sitzungen können unterschiedlich lang sein, dauern aber in der Regel zwischen 10 und 20 Minuten. Eine Sitzung beginnt oft damit, dass Sie sich auf Ihre Atmung konzentrieren, um sich besser entspannen zu können. Dann wird der Hypnotiseur Sie vermutlich dazu auffordern, sich eine angenehme Szene vorzustellen, die Sie ausführlich beschreiben. Die Idee dahinter ist, dass sich zwar das Schmerzempfinden an sich nicht verändert, Sie jedoch viel weniger darunter leiden, weil Sie gleichzeitig das wunderbare Gefühl erleben, an einem besonderen Ort zu sein.

Fazit

Zusammenfassend lässt sich sagen: Ignorieren Sie nie den Schmerz, den Sie spüren. Sprechen Sie immer mit Ihrem Arzt darüber. Gerade auch dann, wenn eine der zuvor erwähnten Alternativen zur Schmerzbekämpfung für Sie in Betracht kommen könnte.

Symptome, über die niemand gern spricht

»Am schwersten sind die Dinge, die die Leute nicht sehen. Themen, die man nicht mit anderen Menschen teilen möchte, da sie so persönlich und intim sind.«

Mairi

»Weder die Behandlungen noch ihre Nebenwirkungen werden für immer da sein – auch wenn es manchmal so scheint. Es gibt da draußen mehr Menschen, als du denkst, die gerade dasselbe durchmachen, wie du. Du schaffst das!«

Jessica

Krebstherapien können eine Reihe von Nebenwirkungen mit sich bringen, über die Sie ungern reden. Nachfolgend finden Sie einige praktische Tipps zu deren Bekämpfung.

Aphthen

Nicht selten treten im Rahmen einer Chemotherapie Aphthen, möglicherweise sogar eine orale Mukositis auf. Es gibt einige Medikamente wie beispielsweise Caphosol, die vorbeugend eingenommen werden können oder später auch im Akutfall. Sie lindern Schmerzen und Symptome und helfen der Mundschleimhaut bei der Regeneration.

Sprechen Sie hierzu unbedingt mit Ihrem behandelnden Arzt und lassen Sie sich in der Apotheke beraten.

Sie können sich auch selbst eine einfache und effektive Mundspülung herstellen. Lösen Sie dazu 1 TL Salz und 1 TL Natron (Natriumbikarbonat) in 200 ml warmem Wasser auf. Wenn Ihnen die Spülung guttut, mischen Sie jeden Tag eine neue Dosis und spülen Sie Ihren Mund nach jeder Hauptmahlzeit mit dieser Lösung aus.

Durchfall

Durchfall (Diarrhö) tritt sehr häufig infolge einer Krebstherapie auf. Ist er sehr stark oder langanhaltend, sollten Sie umgehend einen Arzt aufsuchen, denn es gibt wirksame Medikamente dagegen (z.B. Loperamid). Ihr Arzt wird möglicherweise eine Stuhlprobe untersuchen lassen wollen, um eine Infektion auszuschließen.

In der Zwischenzeit empfehlen wir Ihnen:

— Da Sie unter einer vorübergehenden Laktoseintoleranz leiden könnten, wäre es gut, Nahrungsmittel wie Milch, Joghurt, Milchdesserts und Eiscreme zu meiden. Wenn der Durchfall abgeklungen ist, können Sie Milchprodukte nach und nach wieder in Ihren Speiseplan aufnehmen. Weitere Nahrungsmittel, die Sie während dieser Zeit meiden sollten, sind fettige, ballaststoffreiche oder zuckerhaltige Lebensmittel und Koffein.

— Achten Sie darauf, viel zu trinken, und nehmen Sie bei Bedarf kleine, häufige Schlucke statt großer Mengen. Wasser ist natürlich empfehlenswert, doch auch verdünnte klare Brühe oder dünne Suppen sind gut. Beugen Sie einem Verlust von Elektrolyten vor, indem Sie verdünnte koffeinfreie Sportgetränke zu sich nehmen, und probieren Sie auch Limonaden. Oder lutschen Sie Eiswürfel, um Ihren Flüssigkeitspegel auf erfrischende Weise auf Niveau zu halten. Und in Ihrer Apotheke können Sie Rehydratationslösungen finden.

— Kurzfristig kann Aktivkohle zur Behandlung von Durchfall eingesetzt werden. Es ist ein preiswertes Mittel, das – insbesondere in Kapseln – einfach einzunehmen ist. Aktivkohle wird ähnlich wie herkömmliche Holzkohle, doch speziell für den Einsatz als Medikament hergestellt, indem die Kohle mit Hilfe eines Gases erhitzt wird, das die Porenbildung in der Kohle fördert und so deren innere Oberfläche vergrößert. Auf diese Weise kann sie Giftstoffe binden. Fragen Sie Ihren Arzt, ob die Einnahme von Aktivkohle für Sie sinnvoll ist.

— Ein überraschend gutes Mittel gegen Durchfall sind geriebene Äpfel, die mit Honig vermischt und in einer Schüssel stehen gelassen werden, bis sie sich braun verfärbt haben. Die Wirkung kommt daher, dass Äpfel eine lösliche Faser enthalten, die als Pektin bekannt ist und die regulierend auf die Verdauung wirkt.

Schauen Sie sich die Rezepte für verschiedene Tees (Seite 30) und das Kapitel mit den Suppen (Seite 44) an. Dort finden Sie köstliche Ideen, die Ihnen bei Durchfall helfen können.

Verstopfung

Bestimmte Medikamente, insbesondere Morphium, können eine schwere Verstopfung (Obstipation) verursachen.

Hier sind einige Ideen, die helfen können:

— Erhöhen Sie die Menge an Ballaststoffen in Ihrer Ernährung, am besten durch den Verzehr von mehr Obst und Gemüse. Insbesondere Aprikosen, Beeren, Bohnen, Brokkoli, Pflaumen, Birnen, Orangen, Feigen und Kiwis enthalten reichliche Mengen an Ballaststoffen. Vor allem Pflaumen sind eines der ältesten Hausmittel gegen Verstopfung. Sie enthalten viele Ballaststoffe sowie eine Verbindung na-

mens Dihydroxy-Phenyl-Isatin, die die Dickdarmaktivität anregt.
- Lakritze kann abführend wirken.
- Lein(samen)öl ist ein weiteres einfaches Hausmittel gegen Verstopfung. Es enthält Omega-3-Fettsäuren, die auch gut für das Herz sind. Idealerweise nehmen Sie zwei- bis dreimal täglich 1 EL in Ihrem Müsli oder Smoothie.
- Trinken Sie den ganzen Tag über schluckweise Wasser, damit es von Ihrem Körper aufgenommen werden kann. Kräutertees oder eine Tasse heißes Zitronenwasser helfen ebenfalls.
- Dreimal täglich Löwenzahnwurzel-Tee kann leicht abführend wirken. Die Zubereitung ist einfach: Lassen Sie 1 TL der getrockneten Wurzel in einer Tasse kochendem Wasser ziehen.
- Bewegung hilft, also nehmen Sie sich regelmäßig Zeit für kurze Spaziergänge, wenn das für Sie möglich ist. Auf geht's!

Sollte keiner der oben genannten Vorschläge helfen, bitten Sie Ihren Arzt um ein geeignetes Abführmittel.

Unsere Salate (Seite 56) enthalten verschiedene Zutaten, die Verstopfung bessern können, ebenso die folgenden Rezepte:
- Kürbisgratin mit gerösteten Haselnüssen (Seite 77)
- Oca-Mangold-Galettes (Seite 78)
- Spanakopita mit Mangold (Seite 79)
- Frühlingsrisotto mit grünem Spargel (Seite 81)
- Kürbiscurry mit Schlangenbohnen (Seite 86)
- Wildreis mit Lachs (Seite 91)

Sodbrennen

Manche Krebspatienten leiden unter Sodbrennen, gegen das rezeptfreie oder verschreibungspflichtige Medikamente helfen können.

Auch die folgenden Tipps können bei diesem Problem wirksam sein:
- Sodbrennen wird oft schlimmer, wenn man liegt, also vor allem nachts. Versuchen Sie daher, Ihren Kopf ca. 10 cm höher zu lagern und vermeiden Sie es, sich direkt nach dem Essen zum Schlafen zu legen; im Idealfall warten Sie ein paar Stunden.
- Essen Sie langsam und kauen Sie Ihre Nahrung gründlich. Das gibt Ihrem Magen genug Zeit zum Verdauen, ohne dass er unnötig viel Säure ausschütten muss.
- Meiden Sie säurehaltige Lebensmittel wie Tomaten oder Zitrusfrüchte sowie stark gewürzte Lebensmittel.
- Geben Sie einen Schuss rohen, ungefilterten Apfelessig zu Ihrem Trinkwasser. Dieses Hausmittel gleicht den pH-Wert des Magens aus, indem es die Magensäure neutralisiert.
- Bestimmte Früchte, insbesondere Bananen, enthalten natürliche Stoffe, die Magensäure binden und als Puffer wirken können. Auch Äpfel können helfen, daher können Sie einige Stunden vor dem Schlafengehen ein paar Apfelschnitze essen. In diesem

Fall wirken interessanterweise süße Äpfel besser als saure Sorten.

— Ingwer hilft nicht nur gegen Übelkeit, sondern auch bei Sodbrennen.
— Manche Patienten berichten zudem, dass der Verzehr von Mandeln nach einer Mahlzeit das Sodbrennen lindert.
— Auch Senf, ein alkalisierendes Lebensmittel voller Mineralien, kann hilfreich sein – so überraschend das klingen mag. Wenn Sie ½ TL Ihres Lieblingssenfs direkt aus dem Glas oder der Tube essen, wird das die Säure neutralisieren, die Ihre Speiseröhre hinaufkriechen könnte.
— Viele Menschen gönnen sich eine Tasse Kamillentee vor dem Schlafengehen, der nicht nur den Schlaf fördert, sondern auch gegen Entzündungen im Magen hilft und wohl auch den Säuregehalt ausgleicht.

Ihr Arzt kann Ihnen wirksame Medikamente zur Verfügung stellen, wenn trotz Ernährungsveränderungen Sodbrennen auftritt.

Lymphödeme

Ein Lymphödem kann nach einer Brustkrebsoperation und/oder Strahlentherapie auftreten. Dabei handelt es sich um Lymphflüssigkeit, die sich nach dem Entfernen von Lymphknoten oder aufgrund blockierter Lymphgefäße in einem Bereich des Körpers staut. Es entwickelt sich im Arm, auf der Seite der behandelten Achselhöhle oder auch im nach einer Brustamputation oder einer brusterhaltenden Operation verbleibenden Brustgewebe. Meist entsteht es allmählich und kann auch erst lange nach einer Behandlung auftreten. Das Ödem wird begleitet von einem Gefühl der Schwellung, der Enge, des Unbehagens sowie von Schmerzen, und es kann nicht vollständig geheilt werden.

Doch es gibt einiges, das Sie zur Vorbeugung und akuten Behandlung tun können:

— Halten Sie Ihre Haut feucht. Trockene Haut kann zu Hautrissen führen, die wiederum eine Eintrittspforte für Bakterien darstellen, was das Infektionsrisiko erhöht. Vermeiden Sie Sonnenbrand, Verbrennungen und Insektenstiche an der betroffenen Stelle. Auch auf heiße Bäder und Saunabesuche sollten Sie verzichten.
— Beugen Sie vor, etwa indem Sie beim Gärtnern und Geschirrspülen Handschuhe tragen. Wenn Ihr Blutdruck gemessen wird, Sie eine Injektion erhalten oder Ihnen Blut abgenommen wird, sollte dies nicht am betroffenen Arm erfolgen. Vermeiden Sie schweres Heben; sanfte Übungen wie Walken und Schwimmen sind jedoch sehr effektiv. Fragen Sie Ihren Arzt, ob Sie Kompressionsstrümpfe tragen sollten, bevor Sie einen Langstreckenflug antreten. Und sollten Sie eine Infektion in Ihrem Arm vermuten, suchen Sie bitte sofort Ihren Arzt auf.
— Viel Bewegung sowie ein gesundes Körpergewicht dazu bei, dass ein Lymphödem Ihnen weniger zusetzt.

Im Zuge meiner Recherchen traf ich mich mit Sinda, die mir von den anhaltenden Folgen des Lymphödems nach ihrer Krebsdiagnose berichtete.

»Das Lymphödem war das, womit ich am meisten zu kämpfen hatte. Ich bin eine begeisterte Schwimmerin, aber einige Zeit lang hatte ich Angst vor dem Schwimmen. Ich befürchtete, das Lymphödem könnte sich verschlimmern, doch nach allem, was ich gelesen hatte, war mir absolut klar, dass mir die Bewegung helfen würde. Der hydrostatische Druck des Wassers tut wirklich gut, und so habe ich zusätzlich damit begonnen, im Meer zu schwimmen, und damit Geld für wohltätige Zwecke gesammelt (siehe www.sweetlouise.co.nz).

Ein weiteres Problem, mit dem ich zu kämpfen hatte, war der Kauf neuer Kleidung. Das Tragen dieses speziellen hautfarbenen Ärmels machte mir Angst, denn ich wollte nicht, dass jemand ihn sah. Auch wenn er hautfarben ist, war es für mich einfach unerträglich, denn ich war mir sicher, dass mich alle angafften. Wenn man ein ärmelloses Kleid trägt, sieht jeder diesen Ärmel. Also habe ich angefangen, mir all diese sackartigen Langarmshirts zu kaufen, und es hat lange gedauert, bis er mich nicht mehr so belastet hat.

Einmal Lymphödem, immer Lymphöden – es war sehr schwer, mich damit abzufinden. Ich werde lebenslang damit zu kämpfen haben, das war mir zunächst gar nicht klar. Jedes Mal, wenn ich fliege, muss ich aufpassen. Jedes Mal, wenn ich im Meer schwimme und es Korallen gibt, muss ich aufpassen, dass ich mir nicht den Arm schramme oder mir in die Hand schneide und eine Infektion bekomme. Und bei Insektenstichen passe ich besonders gut auf.«

Für Sinda war es schlussendlich sehr hilfreich, sich einem Lymphödem-Netzwerk anzuschließen und die Geschichten und Tipps anderer Betroffener zu hören. Denn wenn sie auch das Lymphödem selbst nicht ändern kann, gibt es einiges, das sie tun kann, um sich selbst zu helfen. Dazu gehört, ihr Gewicht zu halten und viel Sport zu treiben, ihre Haut gut zu pflegen und Schnitte, Bisse und Verbrennungen zu vermeiden. Selbsthilfegruppen und -netzwerke finden Sie im Internet – oder fragen Sie Ihren Arzt.

HAUPT-
GERICHTE

Süßkartoffel-Koriander-Puffer

Für 4–6 Portionen | glutenfrei | 10 Min + 30 Min. Backzeit

2 große Süßkartoffeln, unter Wasser abgebürstet und in Würfel geschnitten
1 rote Zwiebel, in dünne Spalten geschnitten
Olivenöl
Salz und Pfeffer
1 TL Kreuzkümmel, ganz
1 EL Parmesan, gerieben
1 Handvoll Koriander (mit Stielen), fein gehackt
2 Eier, leicht geschlagen
50 g Butter zum Braten

• • •

Ofen auf 180 Grad vorheizen. — Süßkartoffeln und rote Zwiebel mit etwas Olivenöl beträufeln und auf einem Backblech verteilen. Mit Salz und Pfeffer würzen, dann etwa 20 Minuten rösten, bis die Süßkartoffeln weich und die Zwiebelstücke schön karamellisiert sind. Aus dem Ofen nehmen und abkühlen lassen, dann Süßkartoffeln und Zwiebeln in eine Rührschüssel geben und alles etwas zerdrücken. — Kreuzkümmel, Parmesan und gehackten Koriander hinzufügen und gut vermischen. Geschlagene Eier unterheben und alles gut würzen. — Die Butter und ein wenig Olivenöl in einer Pfanne leicht erhitzen. (Je nach Bedarf etwas mehr Olivenöl und Butter verwenden.) Puffer portionsweise einige Minuten lang pro Seite goldbraun braten. Anschließend auf Küchenpapier legen, um überschüssiges Öl aufzusaugen, während Sie die restlichen Puffer braten. — Noch warm servieren.

SAM »Mehl macht die Bratlinge in meinen Augen zu pappig. Süßkartoffel und Ei binden gut genug. Wenn Sie Chili mögen, geben Sie ruhig etwas dazu. Vielleicht möchten Sie auch geriebene Zucchini zur Mischung hinzufügen.«

KAREN »Süßkartoffeln sind ein nahrhaftes Gemüse voller Antioxidantien. Sie enthalten viel Ballaststoffe, Vitamine C und E sowie Beta-Carotin, eine Form von Vitamin A.«

Kürbisgratin mit gerösteten Haselnüssen

Für 4–6 Portionen | glutenfrei | 15 Min. + 45 Min. Kochzeit

Ofen auf 180 Grad Umluft vorheizen. — Kürbiswürfel (2–3 cm groß) auf ein Backblech legen, mit etwas Olivenöl beträufeln, mit Salz und Pfeffer würzen und 20–25 Min. rösten, bis sie weich sind. — In der Zwischenzeit die Butter in einer Pfanne bei mittlerer Hitze schmelzen, dann Lauch und frische Kräuter hinzufügen. 5–10 Min. köcheln lassen, bis der Lauch weich und glasig ist. Senf dazugeben und 1 Min. anbraten, mit Weißwein ablöschen und die Flüssigkeit ein wenig reduzieren. Sahne dazugießen, aufkochen und 1–2 Min. schmoren lassen. — Dann die gekochten Linsen einrühren und den Topf vom Herd nehmen. — Den gebackenen Kürbis vorsichtig unter die Lauch-Linsen-Mischung heben. Abschmecken, dann die Mischung in eine Auflaufform oder in eine ofenfeste Pfanne geben. — Den geriebenen Parmesan darüberstreuen, die Form so lange in den Ofen stellen, bis der Parmesan geschmolzen ist. — Die Haselnüsse auf dem Gratin verteilen und warm servieren.

SAM »Variieren Sie die Zutaten nach Belieben – Süßkartoffeln oder Oca-Knollen sind ein guter Ersatz für Kürbis, ebenso wie geröstete Walnüsse anstelle der Haselnüsse.«

KAREN »Linsen stecken voller Nährstoffe und sind eine gute Quelle für Ballaststoffe, Eisen, Eiweiß, Vitamine B_1 und B_6, Zink und Kalium. Sie sind ein kleines, aber kraftvolles Lebensmittel, das Sie in Ihre Ernährung aufnehmen sollten.«

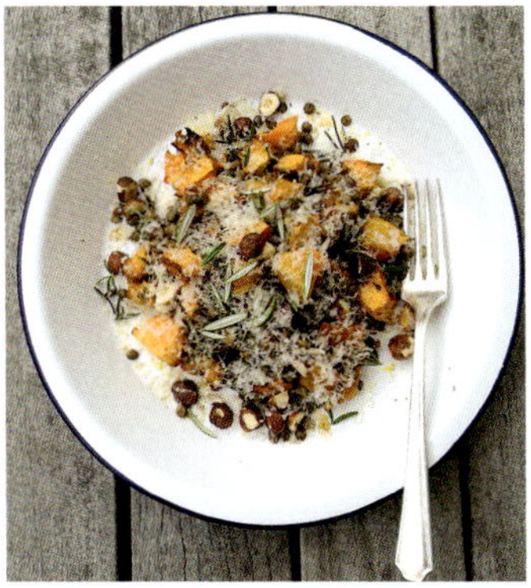

2 kg Muskat- oder Butternut-Kürbis, geschält, entkernt und gewürfelt
Olivenöl
Salz und Pfeffer
1 EL Butter
1 Stange Lauch, in feine Ringe geschnitten
Nadeln bzw. Blätter einiger Zweige Rosmarin und Thymian
1 TL Dijon-Senf
125 ml trockener Weißwein
Ca. 60 ml Sahne
400 g Puy-Linsen, gekocht und abgetropft
2–3 TL geriebener Parmesan
40 g Haselnüsse, geröstet und grob gehackt

• • •

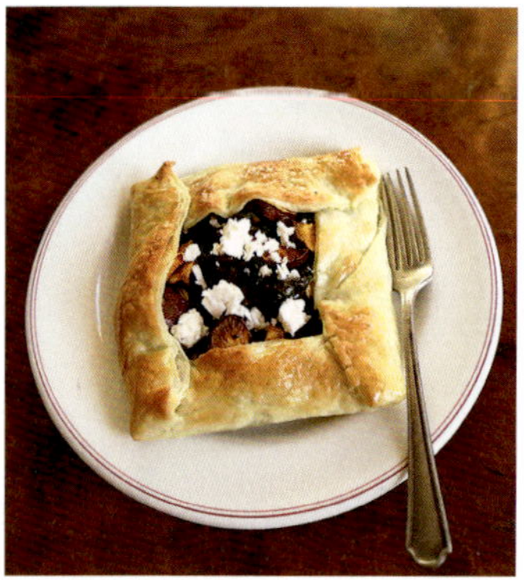

800 g Oca-Knollen
(bzw. Knolliger Sauerklee)
Olivenöl
Salz und Pfeffer
12 Zweige Rosmarin
1 Staude Mangold
100 g Feta
1 Ei, leicht geschlagen
1 TL Granatapfelsirup
(optional)
500 g herzhafter Mürbeteig

• • •

Oca-Mangold-Galettes

Für 4–6 Portionen | 15 Min. + 35–45 Min. Kochzeit

Ofen auf 180 Grad Umluft vorheizen. — Oca-Knollen unter Wasser abbürsten, in 1 cm große Stücke schneiden und mit etwas Olivenöl, Salz, Pfeffer und etwas Rosmarin auf einem Backblech verteilen. — Im Ofen rösten, bis sie zart, aber nicht allzu weich sind. Zum Abkühlen beiseitestellen. — Den Strunk vom Mangold entfernen und die Blätter grob hacken. Feta in eine große Schüssel zerbröckeln. Mangold und geschlagenes Ei dazugeben und mit den Händen gründlich vermischen. — Granatapfelsirup dazugeben und Oca unterheben. — Die Mischung abschmecken und bei Bedarf nachwürzen. — Den Teig auf einer bemehlten Fläche ausrollen. Mit einem kleinen Teller (ca. 18 cm Durchmesser) Teigkreise ausstechen. Jeweils eine Handvoll von der Gemüsemischung in die Mitte legen, dabei einen Rand von 2 cm frei lassen und diesen Rand rundherum falten, sodass Sie am Ende ein Gebäckteil mit offener Mitte erhalten. Die Galettes vorsichtig auf ein mit Backpapier ausgelegtes Blech legen und sie 15–20 Min. backen, bis die Teigstücke goldbraun sind. — Servieren Sie dazu einen einfachen Salat.

SAM »Variieren Sie die Zutaten für die Füllung nach Belieben. Achten Sie lediglich darauf, dass die Füllung nicht zu feucht ist, da der Teig sonst durchweicht. Der Granatapfelsirup fügt, wenn Sie das mögen, eine süßsaure Note hinzu.«

KAREN »Mangold zählt zu den Superfoods. Er ist nicht nur eine gute Quelle für Eisen, Kalium und Mangan, sondern enthält auch die Vitamine A, C, E und K.«

Spanakopita **mit Mangold**

Für 6 Portionen | 15 Min + 30 Min. Backzeit

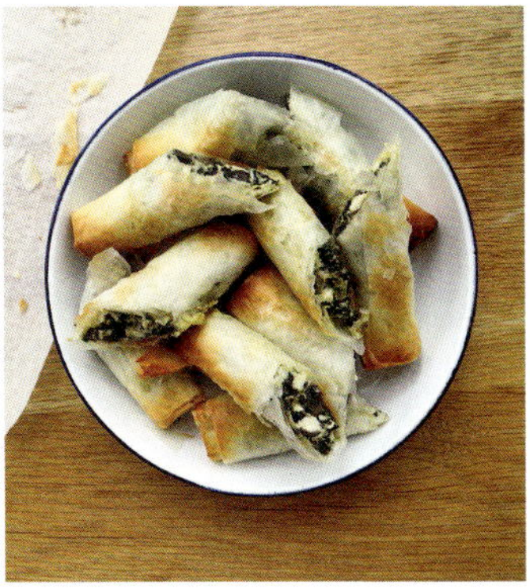

Olivenöl
100 g Butter
1 Zwiebel, fein gehackt
1 Fenchelknolle, in feine Streifen geschnitten
Fenchelgrün, gehackt
1 Staude Mangold
250 g Filoteig
Schale von 2 Bio-Zitronen
100 g Feta, zerbröselt
50 g Cheddar, gerieben
100 g Hüttenkäse oder Ricotta
½ TL Muskatnuss, frisch gerieben
2 Eier, verquirlt
Ca. 60 g Walnüsse, geröstet und grob gehackt
35 g Pinienkerne, geröstet
1 große Handvoll Minzblätter, gehackt
1 große Handvoll glatte Petersilie, gehackt (inkl. Stängeln)
1 Handvoll Rucola
Salz, schwarzer Pfeffer

Ofen auf 180 Grad Umluft vorheizen. — In einem großen Topf etwas Olivenöl und 1 EL Butter erhitzen und aufschäumen lassen. Zwiebel und Fenchel dazugeben und ca. 5 Min. dünsten, bis sie glasig sind. — Die dicken Rippen und Stiele des Mangolds von den Blättern trennen, fein hacken und zur Zwiebelmischung geben. Ein paar Min. dünsten, bis die Mangoldstücke weich sind, dann die in Scheiben geschnittenen Blätter hinzufügen und zerfallen lassen. Die Mischung abkühlen lassen. — Währenddessen ein Backblech mit etwas geschmolzener Butter einfetten und mit 4 Lagen Filoteig auslegen, dabei die Seiten etwas überlappen lassen und jedes Blatt mit geschmolzener Butter bestreichen. — Zitronenschale, Feta, Cheddar, Hüttenkäse oder Ricotta, geriebene Muskatnuss und verquirlte Eier zur abgekühlten Mangoldmischung geben und gut verrühren. Walnüsse, Pinienkerne, Minze, Petersilie, Rucola und gehackte Fenchelblätter unterheben. Mit viel Salz und schwarzen Pfeffer abschmecken. — Die Mischung auf dem Filoteig verteilen und mit weiteren Filoblättern belegen, dabei jedes Blatt mit Butter bestreichen. Schlagen Sie die Teigränder um und drücken Sie die Kanten fest zusammen. Die Oberseite mit Butter bestreichen und die Spanakopita 25–30 Min. backen, bis der Teig goldbraun ist. — Vor dem Servieren etwas abkühlen lassen.

SAM »Rund um das östliche Mittelmeer finden Sie wunderbare Variationen dieses Rezeptes, alle schmecken dank der vielen Kräuter ganz wunderbar.«

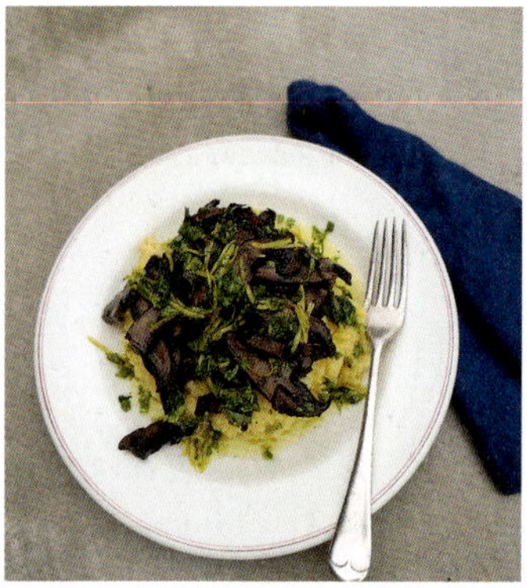

Salsa Verde:
4 EL Petersilie, fein gehackt
½ Schalotte, fein geschnitten
Schale und Saft von
1 Bio-Zitrone
1 EL Weißweinessig
2 EL Olivenöl
Salz und Pfeffer nach Belieben

Pilze:
50 g Butter
2 Schalotten, fein geschnitten
4 Knoblauchzehen, gehackt
Einige Rosmarin- und
Thymianzweige
800 g Pilze, in Scheiben
125 ml trockener Weißwein

Polenta:
1250 ml Hühner- oder
Gemüsebrühe
250 ml Polenta
60 g Butter
50 g Parmesan

• • •

Polenta **mit Pilzen** **und** Salsa Verde

Für 4–6 Portionen | glutenfrei | **10 Min + 15 Min. Kochzeit**

Zuerst die Salsa Verde zubereiten: Alle Zutaten in einer Schüssel mischen und mit einer Gabel gründliche verrühren. Beiseitestellen. — Butter in einer großen, schweren Pfanne auf mittlerer bis niedriger Flamme erhitzen, bis sie sprudelt. Schalotten, Knoblauch und Kräuter hinzufügen und sanft braten, bis das Gemüse weich und glasig ist und alles wunderbar duftet. Dann die Pilze in die Pfanne geben. — Ca. 10 Min. köcheln lassen, dann Weißwein dazugießen. Aufkochen und anschließend weitere 5 Min. sanft kochen lassen, um die Flüssigkeit auf die Hälfte zu reduzieren. — Die Rosmarin- und Thymianzweige entfernen, abschmecken und warm halten, bis die Polenta fertig ist. — Für die Polenta die Brühe in einem Topf zum Kochen bringen, unter ständigem Rühren die Polenta einstreuen. 1–2 Min. unter kräftigem Rühren aufkochen, bis die Polenta eindickt. Butter und Parmesan hinzufügen, den Topf vom Herd nehmen und noch 1 Min. weiterrühren. Sollte die Polenta zu fest werden, etwas mehr Brühe oder heißes Wasser unterrühren. Sollte sie zu flüssig sein, lassen Sie sie etwas länger aufkochen. Mit Salz und Pfeffer würzen. — Polenta mit Pilzen und Salsa Verde servieren.

SAM »Ich überlasse es bewusst Ihnen, welche Art von Pilzen Sie verwenden. Portobello, weiße oder braune Champignons, Austernpilze, Enoki bzw. Samtfußrüblinge schmecken alle wunderbar.«

Frühlings**risotto mit grünem** Spargel

Für 4–6 Portionen | glutenfrei | 15 Min + 40 Min. Kochzeit

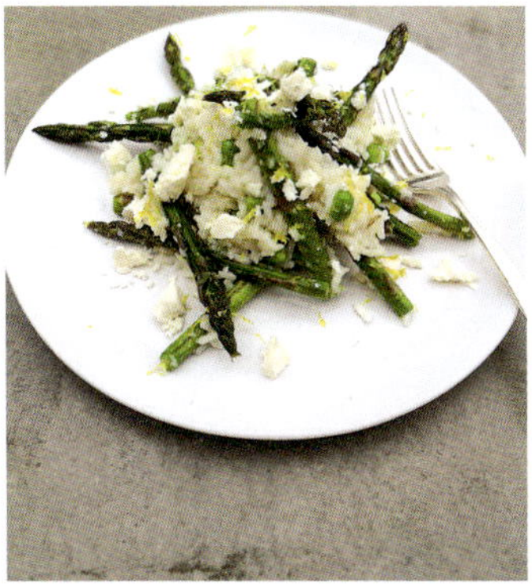

200 g Favabohnen, frisch oder gefroren
1 Bund grüner Spargel
1½ l hochwertige Hühner- oder Gemüsebrühe
50 g Butter
1 Zwiebel, fein gehackt
2 Knoblauchzehen, fein gehackt
250 g Arborio-Reis
100 ml trockener Weißwein
Schale und Saft von 1 Zitrone
100 g Feta
Parmesan, als Beilage zum Servieren

• • •

Bohnen aus den Schoten lösen. Verwenden Sie TK-Bohnen, brausen Sie sie am besten kurz mit lauwarmem Wasser ab, sodass sie angetaut, aber trotzdem innen fest sind und Sie die Bohnen aus den Schoten herausdrücken können, ohne sie zu zerquetschen. — Holzige Spargelenden abschneiden und den Spargel in 3 cm lange Stücke schneiden. 2 Min. in kochendem Wasser blanchieren, abtropfen lassen und beiseitestellen. — Brühe in einem Topf erhitzen, in einem anderen großen Topf die Butter schmelzen. Zwiebel und Knoblauch dazugeben und 6–7 Min. weich und glasig dünsten. Gegebenenfalls etwas mehr Butter zugeben. — Reis in die Zwiebelmischung einrühren, sodass die Körner mit Butter überzogen werden. Die Hitze erhöhen und mit Weißwein ablöschen. Aufkochen und wenn der Reis den Wein aufgesogen hat, unter ständigem Rühren die erste Schöpfkelle Brühe angießen. Weiterrühren, damit der Reis nicht am Topfboden anhaftet. Sobald die Brühe eingekocht ist, die nächste Schöpfkelle Brühe hinzufügen. So lange wiederholen, bis der Reis nach etwa 15–20 Min. leicht bissfest ist. Das Risotto abschmecken und gegebenenfalls nachwürzen. Bohnen, Spargel, Zitronenschale und -saft vorsichtig unterrühren. Den Topf vom Herd nehmen und nun den zerbröckeln Feta unterheben. — Sofort servieren. Nach Belieben Parmesan darüberreiben.

SAM »Anstelle von Bohnen können Sie auch Erbsen verwenden.«

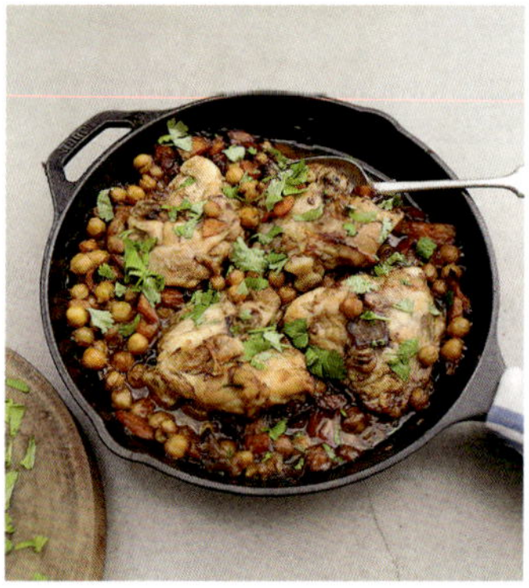

6 Hähnchenschenkel
½ eingelegte Zitrone, fein gehackt
1 TL gemahlener Zimt
1 TL Kreuzkümmel, ganz
Olivenöl
Salz und Pfeffer
2 TL Ras el Hanout
1 Zwiebel, geschnitten
2 mittelgroße Süßkartoffeln, in Würfel geschnitten
2 Karotten, in Stücke geschnitten
500 ml Hühnerbrühe
400 g Kichererbsen (Konserve), gründlich gespült
125 ml Naturjoghurt
Etwas Minze und Koriander, gehackt

• • •

Marokkanisches Hühnchen

Für 4–6 Portionen | glutenfrei | **10 Min + 40 Min. Kochzeit**

Ofen auf 180 Grad vorheizen. — In einer Schüssel Hähnchenschenkel, eingelegte Zitrone, Zimt und Kreuzkümmel mit ca. 1 EL Olivenöl, Salz und Pfeffer nach Geschmack und Ras el Hanout vermischen. Beiseitestellen. — In einer breiten, ofenfesten Pfanne bzw. einem Bräter etwas Olivenöl auf mittlerer Flamme erhitzen und die Zwiebel dazugeben. Einige Min. schmoren, bis die Zwiebel weich ist. Süßkartoffeln und Karotten hinzufügen und einige Min. kochen, bis das Gemüse leicht karamellisiert ist (geben Sie bei Bedarf etwas mehr Olivenöl in die Pfanne). Nun die Hähnchenschenkel in den Topf legen und 1–2 Min. pro Seite anbraten, sodass sie ein wenig bräunen. Anschließend die Brühe angießen, die abgetropften Kichererbsen hinzugeben und dann die Pfanne bzw. den Bräter in den Ofen schieben. 25–30 Min. schmoren, bis das Huhn gar und zart und die Süßkartoffeln weich sind und sich die Brühe etwas reduziert hat. — Aus dem Ofen nehmen und beiseitestellen. — Joghurt und 1 TL Ras el Hanout vermischen und mit etwas Salz und Pfeffer abschmecken. Die gehackten Kräuter über das Hähnchen streuen und den gewürzten Joghurt dazu servieren.

SAM Traditionalisten beharren darauf, dass ein echtes Ras el Hanout zwölf Gewürze enthalten muss, doch das variiert stark von Region zu Region. Ich bin ebenfalls Fan von eingelegter Zitrone, einer weiteren typisch marokkanischen Würze. Es ist total einfach, sie selbst herzustellen, und im Kühlschrank hält sie sich ewig.

KAREN Dieses schöne Rezept ist nicht nur ein einfaches und nahrhaftes Eintopfgericht. Die Tatsache, dass der würzige Joghurt als Beilage serviert wird, berücksichtigt die unterschiedlichen Vorlieben innerhalb einer Familie.

Polpette

Für 4–6 Portionen | glutenfrei | 30 Min + 75 Min. Kochzeit

Eine Bratpfanne auf mittlerer Flamme erhitzen. Die Pinienkerne darin rösten und beiseitestellen. Ca. 2 EL Öl, Zwiebel und Knoblauch hinzufügen und einige Min. schmoren, bis sie weich und glasig sind. — Rosmarinblätter zusammen mit den Pinienkernen in die Pfanne geben. Einige Min. schmoren, bis die Pinienkerne goldbraun werden. Mit Salz und Pfeffer würzen. — In einer Schüssel Paniermehl, Schweinehackfleisch, Ricotta, Ei, zwei Drittel des Parmesans, Zitronenschale, Petersilie und die gekochte Zwiebelmischung vermischen. Die Hälfte der Oreganoblätter dazu geben. Alles mit den Händen gut durchmischen. — Großzügig würzen (Schweinehackfleisch braucht eine ordentliche Menge Salz). Braten Sie ein wenig von der Mischung, um die Würze zu überprüfen, und würzen Sie gegebenenfalls etwas nach. Anschließend die Schüssel mit Frischhaltefolie abdecken und mindestens 1 Std., am besten aber über Nacht, in den Kühlschrank stellen. — Etwa 1 Std. vor dem Servieren die Mischung aus dem Kühlschrank nehmen. Mit nassen Händen kleine Kugeln formen, die etwas größer als eine Walnuss sind. — In einer großen Pfanne 2–3 EL Olivenöl erhitzen und die Fleischbällchen von allen Seiten goldbraun braten. — Ofen auf 200 Grad Umluft vorheizen. Die Fleischbällchen auf einem Backblech verteilen und mit den gehackten Tomaten, dem Rest des geriebenen Parmesans sowie den restlichen Oregano-Zweigen bestreuen. Etwas Olivenöl darüberträufeln und im Ofen 6–10 Min. grillen. Achten Sie darauf, dass nichts anbrennt. Nach dem Herausnehmen 5 Min. abkühlen lassen.

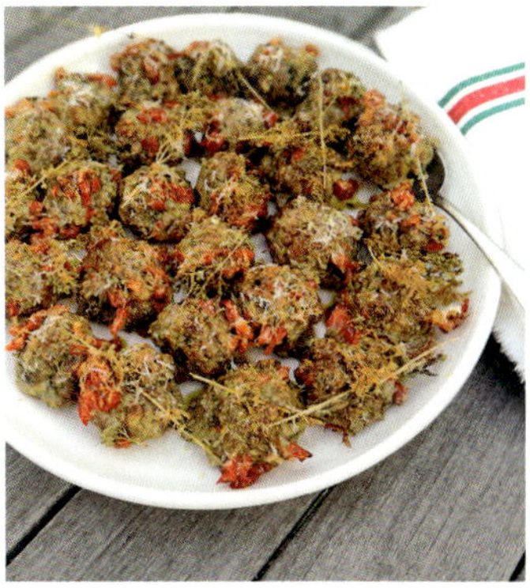

Olivenöl
1 Zwiebel, fein gehackt
2 Knoblauchzehen, fein gehackt
Mehrere Rosmarinzweige
2 EL Pinienkerne
Salz und Pfeffer
25 g frische Semmelbrösel
500 g Schweinehackfleisch
200 g Ricotta
1 Ei
50 g Parmesan, gerieben
Schale und Saft von 1 Bio-Zitrone
1 kleine Handvoll glatte Petersilie, fein gehackt
1 kleine Handvoll Oregano
3 Tomaten, gehackt

• • •

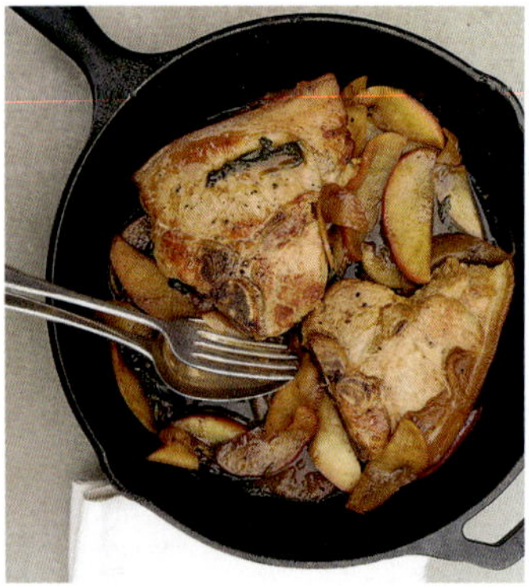

2 Schweinelendenkoteletts mit Knochen
Salz und Pfeffer
Olivenöl
1 TL Butter
1 Braeburn-Apfel, entkernt und dünn geschnitten
1 kleine Handvoll Salbei, ganze Blätter
1 TL grobkörniger Senf
250 ml Sherry oder süßer Weißwein

• • •

Schweinekotelett **mit Apfel und Salbei**

Für 2 Portionen | glutenfrei | 5 Min + 10 Min. Kochzeit

Koteletts auf beiden Seiten mit Salz und Pfeffer würzen. — Eine schwere Pfanne auf mittlerer Flamme für 1–2 Min. erhitzen. Etwas Öl und Butter hineingeben, schmelzen und leicht brutzeln lassen. Die Koteletts in die Pfanne legen und jede Seite einige Min. braten, bis sie schön goldbraun und in der Mitte nicht mehr rosa sind. Aus der Pfanne nehmen und auf einen vorgewärmten Teller legen. — Nun die Äpfel in dieselbe Pfanne geben und ca. 1–2 Min. anbraten; gegebenenfalls noch etwas Öl hinzufügen. Sobald die Äpfel weich geworden sind, Salbei und Senf einrühren, dann mit Sherry oder Wein ablöschen. Die Hitze erhöhen, bis alles sprudelt, dann den Sud um die Hälfte reduzieren. — Die Koteletts wieder in die Pfanne geben und mit der Sauce bedecken. Nach Geschmack würzen und servieren.

SAM »Das bescheidene Kotelett wird heutzutage vielleicht ein wenig missachtet, doch mit etwas fluffig-buttrigem Kartoffelpüree, das den köstlichen Bratensaft auffängt, wird es zu einer leckeren Mahlzeit.«

KAREN »Schweinefleisch enthält eine Reihe wichtiger Nährstoffe wie Vitamin B_6 und B_{12}, Eisen, Magnesium, Kalium und Zink. Es ist auch eine großartige Proteinquelle.«

Gebratene Schweinekeule **mit Zucchini**

Für 6 Portionen | glutenfrei, laktosefrei | **10 Min** + **2½ Std. Backzeit**

Ofen auf 220 Grad Umluft vorheizen. — Zucchini, Knoblauch, Chili und Senf in eine Schüssel geben. Schale und Saft der Zitrone hinzufügen und mit Salz und Pfeffer abschmecken. — Fleisch mit der Haut nach unten auf die Arbeitsfläche legen und gut würzen. — Die Füllung darauf verteilen. Das Fleisch vorsichtig fest aufrollen, jedoch nicht so fest, dass die Füllung überall herausquillt. Die Enden mit ein paar Zahnstochern feststecken und die Rolle in ein Bratgeschirr legen. Die Haut mit einem scharfen Messer einritzen, ein wenig Olivenöl in das Fleisch einmassieren und dieses mit einer großzügigen Menge Meersalz und frisch gemahlenem Pfeffer bestreuen. Anschließend den Braten in den Ofen schieben und 20 Min. braten, dann die Temperatur auf 170 Grad reduzieren und weitere 2 Std. garen. Sollte die Kruste noch nicht schön knusprig sein, stellen Sie für ca. 5 Min. die Grillfunktion des Ofens an; achten Sie jedoch darauf, dass nichts anbrennt. — Das Schweinefleisch aus dem Ofen nehmen und vor dem Servieren mindestens 10 Min. unter Alufolie ruhen lassen. Weiche Polenta und ein einfacher Blattsalat sind ideale Beilagen.

SAM »Zucchini passt nicht nur aromatisch gut zum Schweinefleisch, sie schützt das Fleisch auch vor dem Austrocknen. Trockene Brotstückchen macht die Füllung kräftiger; Sie können auch etwas Speck oder karamellisierte Zwiebeln hinzufügen.«

KAREN »Dies ist ein wunderbar aromatisches Gericht für die ganze Familie, das nach Belieben auch ohne Füllung serviert werden kann.«

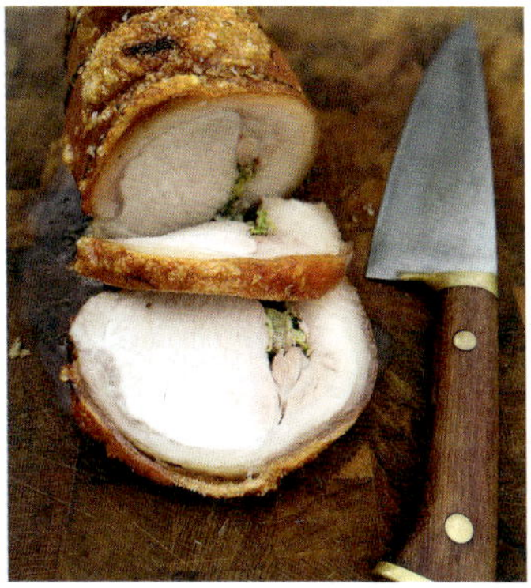

3 Zucchini, gerieben
4 Knoblauchzehen, fein gehackt
1 rote Chilischote, entkernt und fein gehackt (optional)
1 EL Dijon-Senf
Schale und Saft von 1 Zitrone
Salz und Pfeffer
Olivenöl
1½ kg entbeinte Schweinekeule oder -schulter, im Schmetterlingsschnitt, mit Haut

• • •

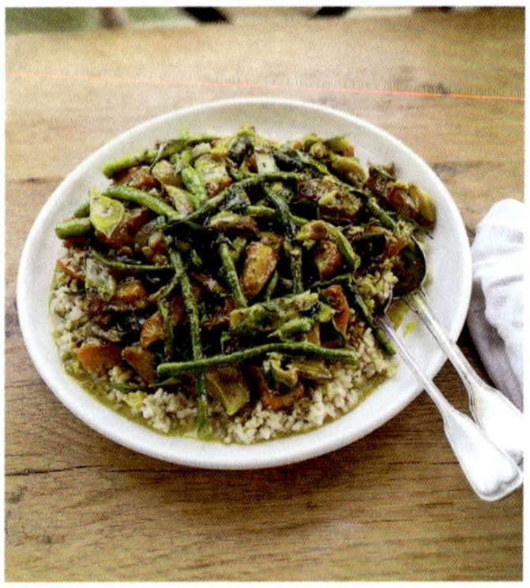

Kürbiscurry **mit Schlangenbohnen**

Für 4–6 Portionen | 15 Min + 1 Std. Koch-/Backzeit

2 kg Muskatkürbis, geschält, entkernt und klein gewürfelt
Pflanzenöl
Salz und Pfeffer
1 rote Zwiebel, in Scheiben geschnitten
2 TL Kreuzkümmel, ganz
1 TL gemahlener Koriander
1 TL Kurkuma
1 TL Garam Masala
1 Handvoll frische Curryblätter
400 ml Kokosmilch
150 g geröstete Cashewkerne
1 EL Sojasauce
1 Handvoll Schlangen- oder grüne Bohnen, mundgerecht geschnitten
1 Limette, geviertelt, zum Servieren
1 rote Chilischote, zum Servieren (optional)
Naturreis, als Beilage

• • •

Ofen auf 180 Grad Umluft vorheizen. — Kürbis auf einem eingefetteten Backblech verteilen, mit etwas Öl beträufeln und mit Salz und Pfeffer würzen. Im Ofen ca. 25–30 Min. rösten, bis er zart und leicht karamellisiert ist. Herausnehmen und abkühlen lassen. — In der Zwischenzeit eine große Pfanne oder einen Topf auf mittlere Flamme erhitzen und ca. 3 EL Öl hinzufügen. Die Zwiebel darin einige Min. braten, bis sie weich und glasig ist. Kreuzkümmel, gemahlenen Koriander, Kurkuma, Garam Masala und Curryblätter hinzufügen und noch 1 Min. braten, bis die Gewürze schön duften (nicht anbrennen lassen!). — Kokosmilch, Cashews und Sojasauce unterrühren und alles 5 Min. köcheln lassen, bis die Mischung eingedickt und reduziert ist. Abgekühlten Kürbis und Bohnen vorsichtig dazugeben, dann weitere 3–4 Min. kochen, bis die Schlangenbohnen gar, aber noch etwas knackig sind. Mit Salz und Pfeffer abschmecken und servieren.

SAM »Servieren Sie dieses Curry mit Naturreis, etwas Limettensaft und etwas gehackter frischer Chili oder Chilipaste, wenn Sie Lust auf einen pikanten Kick haben.«

KAREN »Ein weiteres schmackhaftes Rezept von Sam, bei dem Sie selbst entscheiden können, wie scharf oder mild das fertige Gericht sein soll.«

Estragon-Hähnchen

Für 4–6 Portionen | 5 Min + 15 Min. Koch-/Backzeit

Ofen auf 180 Grad vorheizen. — Hähnchenteile mit Mehl bestäuben und gut würzen. — In einer großen ofenfesten Pfanne etwas Öl auf mittlerer Flamme erhitzen. Überschüssiges Mehl vom Geflügel abklopfen und die Schenkel in die Pfanne geben. Die Stücke braten, bis sie auf beiden Seiten goldbraun sind, dann auf einem Teller zur Seite stellen. — Weißwein und Estragon in dieselbe Pfanne geben, aufkochen und etwas andicken lassen. — Sahne einrühren, mit Salz und Pfeffer würzen und erneut aufkochen. Anschließend das Huhn zurück in die Pfanne legen, die Teile mit der Sauce übergießen und alles für ca. 5 Min. in den heißen Ofen geben, bis das Fleisch durchgegart ist und die Sauce sich ein wenig reduziert hat. Abschmecken und bei Bedarf nachwürzen, dann servieren.

SAM »Dies ist eines meiner Lieblingsgerichte. Achten Sie darauf, französischen Estragon zu kaufen; russischer Estragon ist fast völlig geschmacklos. Ich serviere zu diesem Gericht nicht viel dazu. Ein paar angemachte Salatblätter und vielleicht etwas gedämpfter und gebutterter Reis, der diese herrliche Sauce aufsaugt, sind genug.«

KAREN »Unter Sams wunderbaren Rezepten ist dies definitiv einer meiner absoluten Lieblinge. Es ist das subtile Aroma vom Estragon, das es so besonders macht. Estragon hat viele Antioxidantien, ist großartig für die Verdauung und kann bei Menschen, die sich schlecht fühlen, den Appetit anregen.«

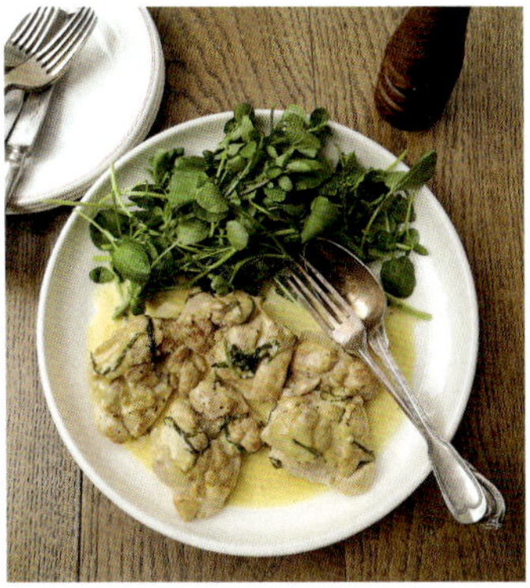

6 Hähnchenschenkel, entbeint und gehäutet
2 EL Mehl zum Bestäuben
Olivenöl
Salz und Pfeffer
250 ml trockener Weißwein
1 kleine Handvoll Estragonblätter, grob gehackt
125 ml Sahne

• • •

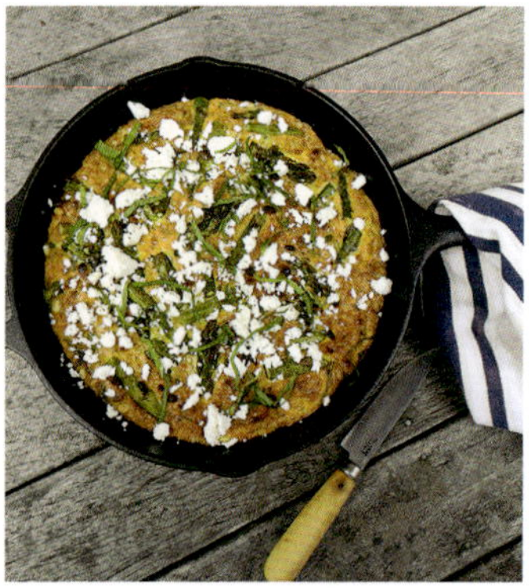

2 EL Pinienkerne
Olivenöl
2 Bund grüner Spargel
8 Eier
150 g Feta
1 Handvoll Minze, gehackt
Salz und Pfeffer
Schale von 1 Bio-Zitrone

• • •

Spargel-Frittata

Für 6 Portionen | glutenfrei | **5 Min + 20 Min. Koch-/Backzeit**

Ofen auf 200 Grad vorheizen. — Eine ofenfeste Pfanne bei geringer Hitze erwärmen und die Pinienkerne darin sanft goldbraun rösten. Auf einen Teller geben und beiseitestellen. — Spargel von den holzigen Enden befreien und in 3 cm lange Stücke schneiden. In dieselbe Pfanne 1 EL Olivenöl geben und die Spargelstücke hinzufügen. 2–3 Min. schonend braten. Dann ebenfalls auf einen Teller geben. — Die Pfanne auf mittlerer bis hoher Flamme erhitzen. — Die Eier gut verquirlen, etwa die Hälfte des Fetas hineinbröckeln, die Hälfte der Minze, etwas Salz und Pfeffer und die Zitronenschale dazugeben und alles gut verrühren. — Etwas mehr Olivenöl in die Pfanne geben und erhitzen. Die Eimasse einfüllen, dann Spargel und Pinienkerne gleichmäßig darauf verteilen. Ca. 2 Min. anbraten, dann die Pfanne für ca. 10–15 Min. in den Ofen stellen, bis die Frittata goldbraun und gar ist. — Aus dem Ofen nehmen und abkühlen lassen. Den restlichen Feta zerbröckeln und mit dem Rest der Minze darüberstreuen. — In großzügige Stücke schneiden und servieren.

SAM »Eine Frittata eignet sich hervorragend zur Resteverwertung von geröstetem Gemüse, Speck, Käse etc.«

KAREN »Spargel ist ein kalorienarmes Nahrungsmittel, das voller Vitamine und Mineralstoffen steckt, insbesondere Vitamin K, das die Knochendichte verbessert.«

Omelett **Arnold Bennett**

Für 2 Portionen | 5 Min + 25 Min. Koch-/Backzeit

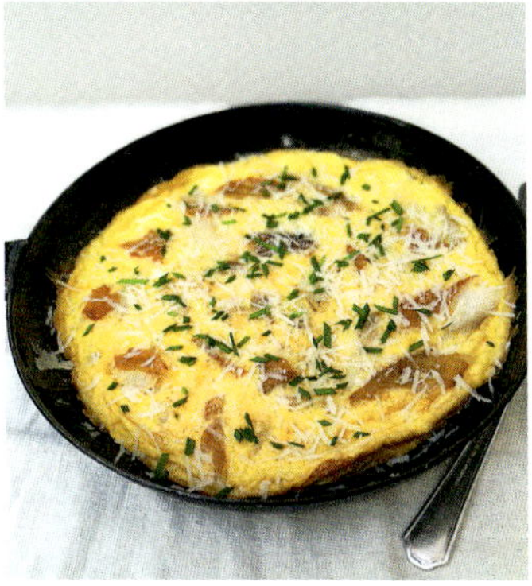

150 ml Sahne
200 ml Milch
Salz und Pfeffer
1 Lorbeerblatt
200 g geräucherter fettreicher Fisch, z. B. Schellfisch oder Makrele, am besten in Flocken, wie sie in Asia-Läden zu finden sind
2 EL Butter
1 EL Mehl
5 Eier
Parmesan
glatte Petersilie oder Schnittlauch, gehackt, zum Servieren

• • •

In einem Topf bei mäßiger Hitze Sahne, Milch, etwas Salz und Pfeffer, Lorbeerblatt und Räucherfischflocken mischen und ca. 10 Min. köcheln lassen. Sollten Sie keine Fischflocken haben, geben Sie den frischen geräucherten Fisch hinzu. — Den Fisch aus der Flüssigkeit abseihen, die Flüssigkeit dabei auffangen. In einem separaten Topf die Hälfte der Butter bei schwacher Hitze schmelzen, dann das Mehl dazugeben und bei schwacher Hitze 2 Min. anschwitzen. Nach und nach die aufgefangene Flüssigkeit einrühren und die Soße noch ca. 5 Min. kochen und eindicken lassen. Von der Herdplatte nehmen. 1 Ei leicht schlagen und unter die Soße rühren. Den Fisch wieder dazugeben. — Den Ofengrill auf höchster Stufe vorheizen. — Die restlichen 4 Eier mit etwas Salz und Pfeffer verquirlen. Eine ofenfeste Pfanne auf hoher Flamme erhitzen, die restliche Butter hineingeben und schmelzen und leicht brutzeln lassen. — Das geschlagene Ei in die Pfanne gießen und diese ein wenig rütteln, sodass sich das flüssige Ei verteilt und zu stocken beginnt. Sobald das Ei leicht fest, aber doch noch etwas flüssig ist, die Fischmischung über das Ei gießen, etwas Parmesan darüberreiben, dann die Pfanne unter den Grill stellen und einige Min. backen, bis das Omelett goldgelb ist. Mit etwas gehackter Petersilie oder Schnittlauch bestreuen, etwas Parmesan darüberreiben und sofort servieren.

KAREN »Dies ist eine wirklich schnelle, schmackhafte Mahlzeit. Eier sind eine großartige Quelle für preiswertes, hochwertiges Protein und enthalten Vitamin B_2, B_6, B_{12}, Vitamin D sowie die Mineralien Zink, Eisen und Kupfer.«

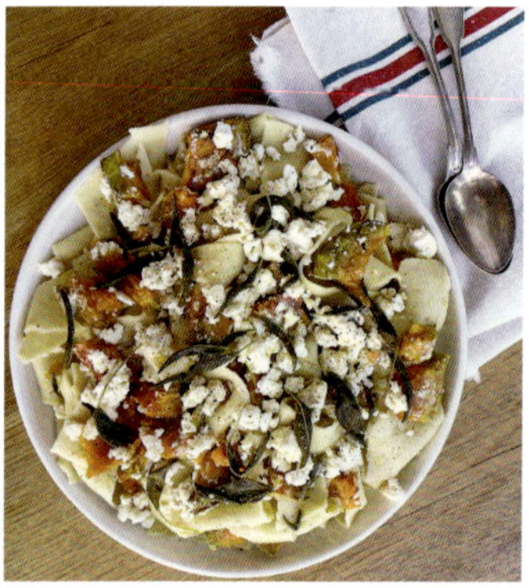

½ großer Butternutkürbis, geschält und entkernt
Olivenöl
Salz und Pfeffer
200 g Lasagneblätter
200 g Butter
1 Handvoll Salbeiblätter
100 g weißer Weichkäse, z. B. Ricotta, Büffelmozzarella oder weicher Ziegenkäse
75 g geröstete Haselnüsse, grob gehackt

• • •

»Lasagne« mit Kürbis und Salbeibutter

Für 4–6 Portionen | 10 Min + 35 Min. Koch-/Backzeit

Ofen auf 180 Grad vorheizen. — Einen großen Topf mit Salzwasser zum Kochen bringen. In der Zwischenzeit den Kürbis in Halbmonde schneiden und in eine gefettete Auflaufform legen. Mit Salz und Pfeffer würzen und im Ofen ca. 25 Min. backen, bis er zart und ein wenig karamellisiert ist. — Währenddessen Lasagneblätter in große Stücke brechen und in das kochende Wasser geben. Bissfest kochen, dann gut abtropfen lassen. — Butter in einem Topf bei schwacher Hitze schmelzen, bis sich die weißen Milchbestandteile abgesetzt haben. Abseihen, um die Butter zu klären, und das Fett wieder in die Pfanne geben. Erhitzen, dann Salbeiblätter hineingeben und kurz braten, bis sie knusprig sind. — Die gekochten Nudeln zusammen mit dem Kürbis auf einem warmen Teller anrichten und alles gut würzen. Käse und Haselnüsse darüberstreuen, mit Salbeibutter beträufeln und sofort servieren.

SAM »Die Kombination aus Kürbis, Haselnüssen und Weichkäse ist ein Publikumsliebling, aber Sie können die Nudeln mit allem mischen, was Sie möchten: Kurz angebratene Pilze, Spinat und Ricotta oder Zucchini, Feta und Zitrone wären zum Beispiel gute Alternativen.«

KAREN »Der bescheidene Kürbis steckt voller Ballaststoffe und das in ihm enthaltene Beta-Carotin wird im Körper in Vitamin A umgewandelt, was es zu einem starken Antioxidans macht.«

Wildreis mit Lachs

Für 4–6 Portionen | laktosefrei | **10 Min + 20 Min. Koch-/Backzeit**

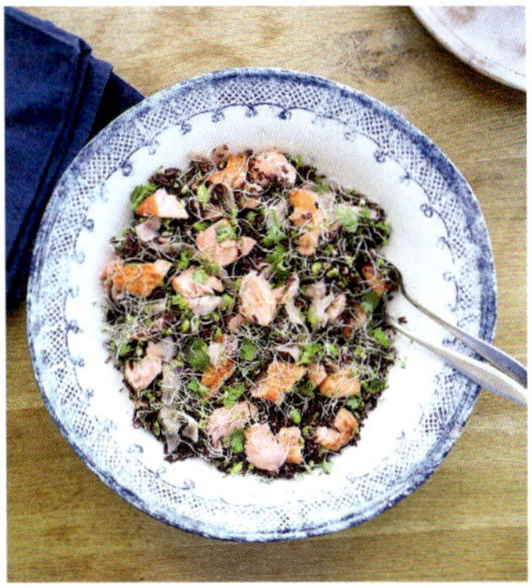

Ofen auf 200 Grad vorheizen. — Reis mehrmals unter kaltem Wasser waschen, abtropfen lassen und in einen Topf mit der 2½-fachen Menge an Wasser geben. Zugedeckt bei mittlerer Hitze ca. 15 Min. köcheln lassen und bei Bedarf noch etwas Wasser hinzufügen, bis der Reis gar ist. Unter kaltem Wasser abspülen und gut abtropfen lassen. — In der Zwischenzeit den Lachs mit etwas Olivenöl beträufeln, mit Salz und Pfeffer würzen und in einer Auflaufform im Ofen ca. 20 Min. braten, bis er so gar ist, wie Sie ihn mögen. Etwas abkühlen lassen. — In einer kleinen Schüssel die Limettenschale mit Saft, Sesamöl, Sojasauce und Wasabi-Paste gründlich zu einem Dressing verrühren. — Gekochten Reis mit Edamame, gehacktem Ingwer, Mungobohnen und Dressing vermischen. Abschmecken und ggf. nachwürzen. Gegarten Lachs zerkleinern und vorsichtig unter den Reis heben. — Mit Bohnensprossen und Koriander bestreuen und servieren.

KAREN »Mungobohnen sind ein sehr sättigendes Nahrungsmittel, reich an Proteinen, Ballaststoffen, Mineralien und Vitamin B. Dieses Rezept liefert Ihnen guten Geschmack und eine gesunde Mahlzeit.«

400 g Wildreis
500 g frischer Lachs, grätenfrei
Olivenöl
Meersalz und schwarzer Pfeffer
Schale und Saft von 1 Limette
1 EL Sesamöl
2 EL Sojasauce
½ TL Wasabi-Paste
180 g Edamame, geschält
3 EL eingelegter Ingwer, grob gehackt
100 g Mungobohnen
1 Handvoll Bohnensprossen
1 kleine Handvoll Korianderblätter

• • •

Haarpflege

»Ich habe mit Haarausfall als Nebenwirkung meiner Behandlung gerechnet, also rasierte ich mir den Kopf, bevor er begann. Die Glatze war befreiend und erkenntnisreich. Momentan bin ich in der Phase, in der das Haar nachwächst.«

AMBER

»Haarausfall ist sicher besonders für junge Frauen dramatisch, deren lange Haare viel von ihrer Weiblichkeit ausmachen. Selbst für ältere Frauen wie mich ist er eine Herausforderung.«

LINDSEY

Zweifellos ist Haarausfall im Rahmen einer Chemotherapie eine Herausforderung. Aber es muss gar nicht so schrecklich sein, wie es zunächst scheint. Ein paar praktische Tipps können Ihnen dabei helfen, diese schwierige Zeit mit hoch erhobenem Haupt zu überstehen und sich trotzdem gut zu fühlen, voll Zuversicht darauf, dass Ihr Haar letztendlich nachwachsen wird.

Suzanne Wolton, die Besitzerin von *Jessica's Wig and Beauty Salon*, hilft regelmäßig Kundinnen, die nach einer Chemotherapie oder aufgrund von Alopezie, Krankheit oder Alter ihr Haar verloren haben, bei der Auswahl einer passenden Perücke. Ihr Geschäft ist sehr wertvoll für Menschen, die, egal durch welchen Umstand, mit Haarausfall konfrontiert sind.

Die Auswahl der passenden Perücke

Der erste Tipp von Suzanne lautet, sich schon frühzeitig um eine Perücke zu kümmern. Warten Sie nicht, bis Ihr Haar ausgefallen ist, denn eine entsprechende Vorbereitung kann das Trauma minimieren.

»Idealerweise sollte jede Frau, die eine Perücke ähnlich der eigenen Haarfarbe und Frisur möchte, zu uns kommen, noch bevor sie mit der Chemotherapie beginnt. So können wir sehen, wie ihr natürliches Haar aussieht. Wenn sie erst später kommt, geht das nicht mehr. Obwohl wir natürlich auch dann etwas finden werden, das zu ihnen passt, möchten einige Kundinnen nicht auf den Komfort verzichten, genauso aussehen zu können, wie früher. Und selbst wenn sie einen anderen Look möchten, ist es sinnvoll, die Perücke noch vor der Behandlung auszusuchen, wenn es ihnen noch besser geht.«

Gibt es denn nun Regeln für die Auswahl einer Perücke? Für Suzanne ist nur wichtig, dass die Größe passt und sich die Perücke gut anfühlt.

»Manche Leute wünschen sich eine Perücke, die dem eigenen Haar so nah wie möglich kommt, während andere diese herausfordernde Zeit nutzen, um etwas Neues auszuprobieren. Wir haben vor ein paar Wochen einer Dame geholfen, die sich für eine sehr lebhafte rote Farbe entschieden hat, und sie sah fantastisch damit aus. Für sie war klar, dass sie etwas wollte, das ein Statement darstellt.«

Auf die Frage, ob die Menschen hellere Farbtöne bevorzugen, wenn es ihnen nicht gut geht, antwortet Suzanne: »Intuitiv würde man sagen: Ja. Aber in der Praxis sehe ich, dass viele Leute dunklere Perücken tragen. Insgesamt ist es etwa fifty-fifty. Es sieht natürlicher aus, wenn Sie die Farbe Ihrer Augenbrauen der Perücke anpassen, aber es gibt keine Regeln. Man könnte auch eine Wissenschaft daraus machen, doch schlussendlich ist es eine ganz individuelle Entscheidung.«

»Wir drängen die Leute nicht zu einer Entscheidung. Auch wenn wir meinen, dass eine bestimmte Perücke gut aussieht und der Kunde eine andere bevorzugt, das ist sein gutes Recht. Allerdings achten wir natürlich darauf, dass niemand seltsam aussieht. Der Kunde ist König, wir sind die Experten und beraten.«

»Im Moment sind lange glatte Frisuren sehr beliebt, aber auch kurze Pixie-Schnitte. Perückenhersteller aktualisieren ihr Sortiment alle zwei bis drei Jahre, sodass die Kunden der Mode folgen können, wenn sie das möchten.«

»Das Wichtigste an einer Perücke ist das Selbstvertrauen, das sie einem Menschen schenken kann. Die Wahl des neuen Haarkleids kann auch eine lustige Erfahrung sein und wir ermuntern unsere Kunden, ihre Freunde mitzubringen und ein bisschen mit ihnen herumzualbern. Wir hatten schon Gruppen hier, und jeder hat Perücken anprobiert, es wurden Fotos gemacht und viel gelacht.«

Die Pflege Ihrer Perücke

»Eine Perücke aus Kunsthaar zu pflegen ist recht einfach. Ich finde, sie sind pflegeleichter, außerdem kosten sie weniger als Echthaarperücken. Sie behalten ihre Form und Struktur, sodass sie stets tragebereit sind. Neben unseren Perücken verkaufen wir auch ein spezielles Shampoo. Alternativ können Sie etwas mildes Shampoo in kaltes Wasser geben, die Perücke vorsichtig darin waschen und sie dann ebenso sanft ausspülen. Die Perücke sollte nicht ausgewrungen oder ausgedrückt werden, sondern natürlich trocknen dürfen. Wie oft Sie sie waschen, hängt davon ab, wie es Ihnen geht, achten Sie aber darauf, dass immer gute drei Wochen dazwischenliegen.«

Bereiten Sie sich auf den Haarausfall vor

Ich sprach mit dem Friseur und Tricho logen (einem Spezialisten für Haarprobleme, Anm. d. Übs.) Nigel Russell, um ihn nach seinen Empfehlungen zu fragen. Mit 30 Jahren Erfahrung in der Friseurbranche und 18 Jahren als zertifizierter Trichologe (d.h. qualifiziert in der wissenschaftlichen Untersuchung der Gesundheit von Haar und Kopfhaut) weiß er über das Thema mehr als die meisten. Nigel entwickelte zudem die *Holistic Hair*-Produktlinie und hat 16 Jahre lang an der international renommierten *Servilles Academy* in Neuseeland unterrichtet und ihr beratend zur Seite gestanden.

Während wir sprachen, betonte Nigel, wie wichtig es in der Zeit einer Krebserkrankung ist, dass die Menschen ein gutes Verhältnis zu ihrem Friseur hätten.

»Du brauchst jemanden, der wirklich versteht, was du gerade durchmachst. Bei langen Haaren ist mein erster Vorschlag, sie kurz zu schneiden, aber nach und nach, nicht auf einmal. So kann man das Trauma des Verlustes etwas minimieren. Einige Frauen haben Angst und möchten ihr langes Haar so lange wie möglich behalten, meiner Meinung nach es ist aber am besten, es allmählich auf etwa Schulter- bis Nackenlänge zu kürzen, bevor es auszufallen beginnt.

Vielleicht bitten Sie Ihren Friseur um einen schicken halblangen bis kurzen Haarschnitt, der Ihre Wangenknochen betont und Wangen und Kinn weich konturiert. Sollten Sie die Form oder Farbe ändern wollen, wählen Sie das, was zu Ihrem Hautton passt und mit dem Sie sich wohl fühlen. Ein sehr kurzer, knabenhafter Schnitt ist in der Tat am wenigsten traumatisch, wenn die Haare auszufallen beginnen. Also nähern Sie sich Schritt für Schritt – das ist mein Rat. Auch wenn Sie an Ihren langen Haaren hängen, sollten Sie sich allmählich von ihnen verabschieden. Immer mit dem Ziel, das Haar wieder wachsen zu lassen, sobald es Ihnen gut geht.«

Haarpflege nach der Chemotherapie

Dank seiner jahrelangen Erfahrung hat Nigel wertvolle Tipps für die Haarpflege in der Zeit nach der Chemotherapie. Er sagt, dass es zunächst hilfreich ist zu verstehen, wie die Chemotherapie ein Haarfollikel verändert.

»Der eigentliche Follikel verändert nach einer Chemotherapie seine Form von rund zu oval, wodurch sich das Haar kräuselt. Das ist der Grund, warum 90 Prozent der Haare nach der Chemo lockig werden, doch mit der Zeit kehrt die Struktur wieder in den alten Zustand zurück.

Wenn das Haar nachwächst ist es ein feiner Flaum, ähnlich der Lanugobehaarung, die man manchmal am Körper eines Neugeborenen findet. Es muss schonend behandelt werden, also verwenden Sie am besten ein Shampoo ohne chemische Zusätze, das auch Ihre vermutlich sehr empfindliche Kopfhaut schützt.

Nach einer Chemotherapie braucht das Haar Zeit, um sich zu erholen. Wenn die Toxine den Körper verlassen, kommt es auch zu einem Pigmentverlust. Obwohl sich also die Farbe Ihres Haares zunächst ändert, werden Sie irgendwann wieder Ihre gewohnte Haarfarbe auf dem Kopf haben. Der Mangel an Pigmenten führt jedoch dazu, dass das Haar Licht absorbiert und sich kraus und trocken anfühlt.

Es kann einige Zeit dauern, bis das Haar nach der Chemo wieder wächst. Um das Wachstum zu unterstützen, ist es sehr wichtig, natürliche, nicht reizende Produkte zu verwenden. Viele Produkte auf dem Markt, die den Haarwuchs fördern, enthalten chemische Zusätze, diese sollten in den frühen Phasen der Genesung unbedingt gemieden werden.«

Kopfmassagen

Nigel empfiehlt, regelmäßig sanfte Kopfmassagen, da sie den Genesungsprozess unterstützen und Sie verwöhnen, was auch gut für Ihre Seele ist.

»Verwenden Sie ätherische Öle niemals unverdünnt auf Ihrem Haar oder Ihrer Kopfhaut, sie sollten stets mit ein Trägeröl gemischt werden. Die besten Trägeröle zur Förderung des Haarwuchses sind Süßmandel, Kokosnuss, Macadamia, Jojoba, Rizinus und Vitamin E. Ätherische Öle, die den Blutfluss zum Haarfollikel anregen, sind Lavendel, Rosmarin, Zedernholz, Palmarosa und Kamille.«

Nachfolgend finden Sie zwei Rezepte für beruhigende Massageöle für die Kopfhaut. In beiden Fällen sollte das Verhältnis von ätherischem Öl zum Trägeröl 5 Tropfen auf 10 ml betragen. Verwenden Sie zum Mischen immer eine Glasflasche, da ätherische Öle mit Kunststoff reagieren. Schütteln Sie die Mischung vor jeder Anwendung gut und führen Sie stets einen Patch-Test durch, bevor Sie eine dieser Mischungen zum ersten Mal verwenden. So stellen Sie sicher, dass Sie nicht empfindlich auf einen der Duftstoffe reagieren. Dazu können Sie einige Tropfen der Mischung hinter eines Ihrer Ohren einmassieren. Lassen Sie das Öl eine halbe Stunde einwirken und prüfen Sie dann, ob Ihre Haut gerötet ist oder juckt.

1. Mischen Sie in einer 200-ml-Glasflasche mit Tropfer oder Klappdeckel 100 ml Rizinusöl, 50 ml Kokosöl und 40 ml Macadamiaöl. Fügen Sie 20 Tropfen Lavendelöl, 15 Tropfen Zedernholzöl und 5 Tropfen Rosmarinöl hinzu. Lassen Sie die Mischung mindestens 1 Std., am besten sogar über Nacht, ruhen.
2. Verwenden Sie eine 200-ml-Glasflasche mit Tropfer oder Klappdeckel und mischen Sie darin 100 ml Süßmandelöl, 60 ml Jojobaöl und 30 ml Vitamin-E-Öl. Geben Sie 20 Tropfen Lavendelöl, 15 Tropfen Palmarosaöl und 5 Tropfen Kamillenöl hinzu. Lassen Sie die Mischung mindestens 1 Std., am besten sogar über Nacht, ruhen. Hinweis: Dies ist eine mildere Mischung, geeignet für die Zeit, wenn das Haar bereits ein wenig wächst.

Anwendung

— Egal für welche Mischung Sie sich entscheiden, tragen Sie sie auf trockener, ungewaschener Kopfhaut auf, denn feuchte Kopfhaut verlangsamt das Einziehen des Öls. Geben Sie ein paar Tropfen auf Ihre Handfläche, tauchen Sie dann die Finger der anderen Hand in das Öl und reiben Sie es mit den Fingern vom Scheitel aus in die Kopfhaut ein. Denken Sie daran: Weniger ist mehr; verwenden Sie das Öl also sparsam. Sie brauchen ihre Kopfhaut nicht damit zu tränken, es genüg, wenn beim Einmassieren keine Reibung auf der Haut entsteht.

— Massieren Sie anschließend mit beiden Händen in kreisenden Bewegungen Ihre Kopfhaut, damit die Durchblutung gefördert wird und das Öl einziehen kann. Gönnen Sie sich für die Massage ruhig eine Viertelstunde, je nachdem, wie viel Energie Sie haben. Sie können natürlich auch Ihren Partner oder eine Freundin oder einen Freund bitten, Ihre Kopfhaut zu massieren – es wird ein schönes Erlebnis für Sie beide sein.
— Lassen Sie das Öl 1 Std. oder am besten sogar über Nacht einwirken; bedecken Sie Ihren Kopf mit einer Duschhaube oder einem Handtuch, um ihn warm zu halten.
— Zum anschließenden Haarewaschen verreiben Sie eine kleine Menge eines natürlichen Shampoos auf der Kopfhaut (dies ist notwendig, da sich Öl und Wasser nicht vermischen), bevor Sie in die Dusche hüpfen, um alles abzuspülen. Sollten Sie bereits wieder einige Haare haben, waschen Sie Ihren Kopf noch einmal mit ein wenig Shampoo, damit auch wirklich alles Öl ausgewaschen wird.
— Hinweis: Diese Behandlung kann zwei- bis dreimal pro Woche wiederholt werden.

Pflege des nachwachsenden Haars

Nigel empfiehlt eine Spülung aus Wasser und Apfelessig mit ätherischen Ölen bis zu dreimal pro Woche, um die Kopfhaut zu stärken und den empfindlichen pH-Wert wieder in den optimalen, leicht sauren Bereich zu bringen. Am besten verzichten Sie auf kommerzielle Shampoos, da die meisten zu alkalisch sind, was zu trockener oder juckender Kopfhaut führen kann.

Er hat auch einige sehr wertvolle Ratschläge dafür, wie Sie mit dem nachwachsenden Haar umgehen sollten – und wie nicht.

»Sollte Färben für Sie ein Thema sein, tun Sie es erst dann, wenn Ihr Haar mindestens 6 cm lang ist. Falls Sie sich wegen der chemischen Bestandteile Sorgen machen, empfehle ich zu diesem Zeitpunkt eine semi-permanente Farbe, die weder die Struktur noch Farbe des Haars dauerhaft verändert. Diese Art der Farbbehandlung hat auch den Vorteil, dass sie schöne Reflexe ins Haar zaubert. Wenn Sie Ihr Haar aufhellen möchten, geben Sie eine kleine Menge ätherischer Öle zum Bleichmittel; sie sorgen auch für mehr Volumen.

Beim Thema Haarschneiden ist es wichtig zu verstehen, dass das Haar an jeder Stelle des Kopfes gleich schnell nachwächst. Es wird formlos sein, also achten Sie darauf, dass Sie eine Frisur wählen, die nah am Nacken, an den Ohren und der breitesten Stelle des Kopfes geschnitten wird. Nicht nur Konturen sind wichtig, achten Sie auf Länge und Volumen. Überlegen Sie, ob Sie sich einen Pony oder Seitenpony schneiden lassen, dieser schmeichelt dem Gesicht meist sehr.

Die ersten Locken bleiben etwa sechs Monate, dann beginnt sich das Haar wieder zu normalisieren, daher ist es sinnvoll, die Frisur immer wieder anzupassen. Als allgemeine Regel empfehle ich, die Perücke so lange zu tragen, bis das Haar etwa halb so lang ist wie das der Perücke. Dann könnte der Zeitpunkt richtig sein, sie abzulegen.«

Nigel erwähnte, dass einige seiner Kundinnen, die vor ihrer Behandlung lange Haare trugen, jetzt die kurzen Locken bevorzugen. Es kann sich also lohnen, gegenüber Ihrer Wunschfrisur unvoreingenommen zu bleiben und auch mal etwas Neues auszuprobieren. Genau wie bei der Wahl einer Perücke gibt es keine festen Regeln – entscheiden Sie sich einfach für eine Frisur, die zu Ihnen passt und mit der Sie sich wohl fühlen.

»Eine meiner Kundinnen ist ein klassisches Beispiel für Veränderung. Sie hatte immer lange Haare, aber nach einer Chemotherapie entschied sie sich für einen sehr flippigen weißblond strukturierten Pixie-Cut. Sie hatte nie zuvor einen Kurzhaarschnitt getragen, aber dann, nach der Chemo, entdeckte sie, dass er ihr steht. Jetzt liebt sie ihn und jeder bestätigt ihr ständig, wie toll sie aussieht. Sie sagt, es war Glück im Unglück, denn ohne die Krebserkrankung hätte sie sich nie die Haare kurz schneiden lassen.«

Allgemeine Haarpflegetipps

Nicht jedem Patienten fallen im Verlauf einer Krebsbehandlung die Haare aus, doch das Haar kann in dieser Zeit dünn, brüchig und trocken werden. Nigel hat für diese Zeit folgende Haarpflege-Tipps:

»Essen Sie Lebensmittel, die sich positiv auf die Leber auswirken. Während der Krebsbehandlung wird sie in Mitleidenschaft gezogen und was immer ihr geschieht, passiert auch mit den Haaren. Wählen Sie hochwertiges Eiweiß und eisenreiche Nahrungsmittel wie Eier, Fisch, mageres rotes Fleisch und viel Gemüse. Je wichtiger es Ihnen ist, ihre ursprüngliche Haarqualität wiederzubekommen, desto mehr sollten Sie verarbeitete Lebensmitteln und raffinierten Zucker meiden. Vollwertiges Essen und Lebensmittel in Bio-Qualität sind immer gut für gesunde Haut und Haare. Und denken Sie daran, viel Wasser zu trinken. Was Nahrungsergänzungsmittel betrifft, sollten Sie immer mit Ihrem Onkologen Rücksprache halten; ein Multivitamin-Präparat mit Depotwirkung, das Vitamin B, Vitamin C, Omega-3-Fettsäuren und Kieselerde enthält, könnte auf jeden Fall sinnvoll sein.«

Nigel rät vor allen Haarbehandlungen ab, die zu viel versprechen. Seiner Meinung nach kursieren jede Menge falscher Informationen zum Thema Haarwuchs.

»Ich möchte davor warnen, sich für eine Langzeitbehandlung anzumelden, bei der man wöchentlich zu einem Spezialisten geht und bestimmte Arten von Produkten auf die Kopfhaut aufträgt. Es gibt keinen medizinischen oder wissenschaftlichen Beleg für die meisten dieser Behandlungen. Bevor Sie sich also für so etwas anmelden, suchen Sie Rat von jemandem, der Ahnung hat. Menschen, die ihr Haar verloren haben, sind häufig sehr anfällig für die irreführenden Versprechen irgendwelcher Wunderkuren und buchen unsinnige Behandlungen, um schnellstmöglich ihr Haar zurückzubekommen.«

Verlust der Wimpern und Augenbrauen

Es ist normal, dass im Rahmen der Chemotherapie Augenbrauen und Wimpern ausfallen. Wenn das für Sie eine große Belastung darstellt, bitten Sie Ihren Arzt um ein entsprechendes Mittel, das das Wimpernwachstum fördert. Für den Übergang kann die geschickte Anwendung von Eyeliner die Wirkung der Wimpern ersetzen. Tragen Sie mit einem Eyeliner-Stift eine dünne Linie entlang der Wimpernkränze auf und verblenden und verwischen Sie die Linien anschließend mit einem Wattestäbchen. Natürlich sind auch falsche Wimpern eine Option.

Das Fehlen von Augenbrauen kann das Aussehen Ihres Gesichts verändern, da sie normalerweise das Gesicht umrahmen. Wenn Ihre Augenbrauen dünner werden, verwenden Sie einen Augenbrauenstift in einem passenden Farbton, um die Lücken mit kurzen, feinen Strichen auszufüllen.

Wenn Sie Ihre Brauen komplett nachzeichnen müssen, schauen Sie auf alten Fotos nach, an welcher Stelle sich Ihre Brauen normalerweise wölben würden. Setzen Sie mit einem Augenbrauenstift einen Punkt an diese Stelle, dann einen weiteren direkt über den Brauenknochen und einen dritten an der Stelle, an der die Augenbraue normalerweise enden würde. Verbinden Sie die Punkte mit kurzen Strichen. Mit etwas Übung wird Ihnen das genauso leichtfallen wie das Auftragen von Lippenstift.

Alle Rezepte in diesem Buch sind gut für gesundes Haar; besonders geeignet sind:

— Buchweizensalat mit Lachs und Fenchel (Seite 57)
— Wildreis mit Lachs (Seite 91)

Pflege für Haut und Nägel

»Die Chemotherapie hat eine sehr verheerende Wirkung auf das Aussehen. Ich erinnere mich, wie ich nach Hause fuhr, den Spiegel herunterklappte und sah, dass ich viel mehr Falten hatte. Es schien, als wäre mein Gesicht von Rissen durchzogen.«

Robyn

»Ich begann mit der Antihormontherapie und konnte nach drei Wochen eine negative Veränderung meiner Haut beobachten. Es war genau das Gegenteil all jener Anzeigen von Hautpflegeprodukten, die behaupten, dass Sie in 21 Tagen eine schönere Haut haben werden!«

Johanna

Die Haut kann während der Krebsbehandlung sehr stark leiden. Die Haut wird trocken und rissig, die Nägel spröder und verfärbt. Ernährungsberaterin und Krankenschwester Wendy Hamilton von *Optimum Health and Nutrition* hat einige gute Vorschläge, damit Ihre Haut während dieser Zeit in bestmöglichem Zustand bleibt. Sie empfiehlt, die Etiketten aller Kosmetika, die Sie verwenden, sorgfältig zu lesen, um sie auf toxische Chemikalien hin zu überprüfen. Am besten steigen Sie aber auf Naturprodukte um.

»Hagebutte ist perfekt bei trockener Haut und schenkt ihr Feuchtigkeit, auch Kieselerde bzw. -säure ist für gesundes Haar und Haut wichtig. Und da der Boden, auf dem unsere Nahrung angebaut wird, nicht immer reich an Kieselsäure ist, sollten Sie darüber nachdenken, ein siliziumhaltiges Produkt einzunehmen, oder sich informieren, wie Sie Zinnkraut (bzw. Schachtelhalm), das reich an Kieselsäure ist, am besten verwenden können. In Sachen Ernährung sind Lebensmittel wie Lauch, grüne Bohnen, Kichererbsen, Sellerie, Erdbeeren und Spargel empfehlenswert.

Zink ist wichtig für gesunde Haut und Haare sowie für die Wundheilung. Die wichtigsten Zinkquellen sind tierische Lebensmittel, doch auch Nüsse (z. B.

Pekan- und Paranüsse) und Samen (z. B. Kürbiskerne) enthalten viel Zink. Eine ausgezeichnete Zink-Quelle sind Austern, Jakobsmuscheln und andere Schalentiere. Doch wenn es jemandem gar nicht gut geht und auch die Verdauung nicht funktioniert, könnte es sinnvoll sein, ergänzend Zink einzunehmen.«

Wendy plädiert dafür, verarbeitete Lebensmittel zu meiden und stattdessen auf Vollwertkost zu achten, die dazu beiträgt, dass Ihre Haut so gesund wie möglich aussieht.

»Vitamin A ist gut für die Haut und findet sich in den unterschiedlichsten Lebensmitteln wie Leber, Karotten, Süßkartoffeln, Orangen, Grünkohl, Melonen, Spinat und Aprikosen. Hochwertiger gereinigter Lebertran ist auf jeden Fall sein Geld wert, da er Vitamin A in Kombination mit Omega-3-Fettsäuren liefert. Auch Vitamin C ist großartig für die Haut. Nicht zu vergessen Vitamin D, das Ihr Immunsystem stärkt und das wir vor allem durch die Sonneneinstrahlung im Freien bekommen. Und auch in fetthaltigen Lebensmitteln wie Butter ist es enthalten.«

Eine weitere Fachfrau zum Thema Hautpflege während und nach der Krebstherapie ist Megan Dempsey, eine examinierte Krankenschwester. Die ehemalige Krankenschwester speziell für Brustkrebspatienten ist mittlerweile eine ausgebildete klinische Hautpflegeexpertin. Wir haben uns zunächst über Hautpflege im Allgemeinen unterhalten. Neben einer gesunden Ernährung kann auch eine gute äußerliche, lokale Hautpflege helfen.

»Gegenwärtig gibt es eine echte Abkehr von Kosmetika, die mit schöner Verpackung prahlen und ein bisschen von allem enthalten, jedoch nicht aktiv genug sind, um echte Wirkung zu entfalten. Anspruchsvolle Kundinnen wechseln zu klinisch erprobter aktiver Hautpflege durch geschulte Fachkräfte. Die Haut ist unser größtes Organ, also sollten wir alle darüber nachdenken, was wir auf sie auftragen. Meiner Meinung nach ist trockene Haut verletzte Haut.«

Megan erzählte mir, dass das Konzept der aktiven Hautpflege die klassische Kombination von Reinigung, Gesichtswasser und Feuchtigkeitscreme – die in der Vergangenheit als ideale Hautpflege galt – auf den Kopf gestellt hat. Heute geht es um aktive Hautpflege, meist in Form von Seren, die bis in die Basalzellschicht eindringen und die Zellen feucht, prall und frisch halten.

Und die gute Nachricht ist, dass es nie zu spät ist, damit anzufangen. Denn die Haut erneuert sich im Durchschnitt alle 28 Tage. Megan versicherte mir, dass nach 14 Tagen einer guten äußerlichen Hautpflege mit Vitaminen ein Unterschied sichtbar sein sollte.

Das ABC der Hautpflege

Vitamin A

Als fettlösliches Vitamin ist Vitamin A das wichtigste Vitamin hinsichtlich der Hautalterung, denn

— es löst die oberste Hautschicht und regt die Produktion neuer Hautzellen an,
— es glättet feine Linien und Fältchen, reduziert Hyperpigmentierung und verfeinert die Poren,
— es stimuliert Kollagen und Hyaluronsäure,
— es stärkt die Blutgefäße und

— es wirkt bei jedem Hauttyp und ist für jeden geeignet, der sich um die Hautalterung sorgt.

Wichtig: Vitamin A sollte abends verwendet werden.

Vitamin B_3

Niacinamid, ist ein wasserlösliches Vitamin, das die Zellen energetisiert, die Haut strahlen lässt und die Hautgesundheit ankurbelt. Es

— heilt, insbesondere trockene und empfindliche Haut,
— beruhigt und stärkt, stimuliert Kollagen und Hyaluronsäure und reguliert fettige Haut,
— erhöht die natürliche Feuchtigkeit der Haut und
— repariert den Schutzmantel der Haut.

Zusammenfassend lässt sich sagen, dass dieses Vitamin die Haut aufhellt, ausgleicht und stärkt.

Vitamin C

Dieses ebenfalls wasserlösliche Vitamin ist essentiell für die Produktion von Kollagen. Darüber hinaus ist Vitamin C

— ein wichtiges Antioxidans zur Bekämpfung von Zellschäden durch UV-Strahlung,
— entzündungshemmend in unseren Zellen und somit hilfreich zur Vorbeugung von Hyperpigmentierung und Alterung,
— empfehlenswert für den Heilungsprozess von Narben.

Vitamin E

Das fettlösliche Vitamin ist eines der stärksten Antioxidantien und wird für alle Hauttypen empfohlen, um die Membranen der Hautzellen vor Schäden zu schützen. Es

— wirkt extrem schützend, deshalb hilft es auch, Wunden zu schützen,
— schützt die natürliche Barriere der Haut und spendet ihr Feuchtigkeit,
— wird häufig in Kombination mit Vitamin C als sehr starker antioxidativer Schutz vor schädlichen Einflüssen angewendet.

Sonnenschutz

Es gibt zwei Arten von Sonnenschutz – chemischen und physikalischen. Um Ihre Haut zu schützen, empfiehlt Megan Ihnen einen physikalischen Sonnenschutz mit Lichtschutzfaktor 30.

»Vergessen Sie Produkte, die behaupten, einen LSF 80–100 zu haben, denn sie verführen nur dazu, sich länger nicht wieder einzucremen, obwohl der Schutz gar nicht mehr gegeben ist. Gute altmodische Zinkcremes sind das beste und lassen sich leicht mit getönten Gesichtslotionen mischen, um ein allzu weißes Aussehen zu vermeiden. Zink wirkt zudem sehr beruhigend.

Ich betrachte die Sonne als große Strahlenkugel mit UVA- und UVB-Strahlen. Überall dort, wo es natürliches Licht gibt, auch in Innenräumen, sind Sie der UVA-Strahlung ausgesetzt, daher ist es wichtig, das ganze Jahr über einen guten LSF 30 zu verwenden.«

Schädliche Stoffe in Hautpflegeprodukten

Vermeiden Sie Hautpflegeprodukte, die einen oder mehrere der folgenden Inhaltsstoffe enthalten:

— Natriumlaurylsulfat
— Propylenglykol bzw. Propandiol
— Formaldehyd
— Parabene oder aggressive Konservierungsstoffe
— Hydrochinon
— Alkohol
— Mineralöle bzw. erdölbasierte Stoffe

Auch die Art der Verpackung kann Ihnen eine Menge verraten. Wenn das Produkt behauptet, Wirkstoffe zu enthalten, sollte es licht- und luftdicht sowie vor extremen Temperaturen geschützt verpackt sein. Lassen Sie also die Finger von Produkten in durchsichtigen Glas- oder Kunststoffverpackungen und meiden Sie aus hygienischen Gründen Produkte, in die Sie einen Finger eintauchen müssen, um etwas davon zu entnehmen.

Vor der Chemotherapie

Bringen Sie Ihre Haut schon vor der Chemotherapie, die sich auf jede einzelne Zelle im Körper auswirken wird, in den bestmöglichen Zustand.

Megan empfiehlt die äußerliche, lokale Verwendung von Vitamin A, Vitamin C und Vitamin B, die die Haut hervorragend mit Feuchtigkeit versorgen.

»Vitamin B ist beeindruckend; es stärkt die Zellwände, um den Wasserverlust auf sehr einfache Weise zu stoppen. Denn auch wenn Sie bis zum Abwinken Wasser trinken, bringt das rein gar nichts, solange Ihre Zellen das Wasser nicht halten können. Vitamin B hilft auch, die Haut aufzuhellen und den Teint zu glätten. Es ist für Hauttypen von fettig bis trocken, mit allem Zwischenstufen, geeignet.

Trockene Haut kann zu geschädigter Haut werden, dann geht sie über in rissige Haut und schon haben Sie eine Wunde. Es ist wirklich wichtig, die Haut im Vorfeld einer Chemotherapie mit Feuchtigkeit zu versorgen. Wählen Sie eine Creme auf Wasserbasis ohne schädliche Zutaten, etwa eine wässrige Creme oder Lanolin (Wollfett). Diese Salbe bildet eine gute Schutzschicht, löst jedoch bei einigen Menschen allergische Reaktionen aus und ist daher nicht für jeden geeignet.

Auch Gesichtsreiniger sind sehr wichtig, aber vermeiden Sie solche, die Ihre Haut von ihrem natürlichen Fett befreien. Halten Sie sich auch von Peelings fern, die Granulat enthalten, da sie mikroskopisch kleine Risse auf der Haut verursachen können.«

Wenn Sie eine Chemotherapie durchlaufen, setzen Sie Vitamin-A-Produkte oder andere Hautpflegeprodukte mit aktiven Inhaltsstoffen ab und achten Sie stattdessen auf eine Hautpflege mit Hyaluronsäure, die sehr beruhigend und feuchtigkeitsspendend wirkt und in vielen Hautpflegeserien enthalten ist.

»Vitamin A hat einen starken Anti-Aging-Effekt und regt den Zellkern dazu an, sich wie eine junge Zelle zu verhalten. Sie sollten es jedoch nicht während einer Chemotherapie verwenden, da alles, was die Haut reizen könnte, vermieden werden sollte. Stattdessen rate ich, eine reine

Hyaluron-Creme mit Vitamin B zu kombinieren, denn Hyaluronsäure hat starke Anti-Aging-Eigenschaften und ist einer der wichtigsten Feuchtigkeitsspendender für die Haut. Stellen Sie jedoch sicher, dass die Creme weder Duftstoffe noch andere schädliche Inhaltsstoffe enthält.

Vitamin-C-Produkte enthalten teilweise bis zu 8 Prozent des Vitamins, was für die meisten Menschen während der Chemo zu stark sein wird. Wählen Sie stattdessen ein Produkt mit etwa 4 Prozent Vitamin C. Eine niedrige Dosis stabilisiert den Wasserhaushalt der Zellen und wirkt besonders gut, wenn sie mit den Antioxidantien Hyaluronsäure und Vitamin E kombiniert wird. Verwenden Sie keine aktiven Reinigungsprodukte mehr und ersetzen Sie diese durch mildere Reinigungscremes. Kurz gesagt: Verwenden Sie Waschsubstanzen, die Ihre natürlichen Hautfette nicht entfernen.«

Nach einer Chemotherapie kann Ihre Haut ein bis zwei Monate lang sehr empfindlich sein, deshalb empfiehlt Megan den Besuch bei einem Hautpflegeexperten, bevor Sie zu Ihren gewohnten Pflegemaßnahmen zurückkehren.

Während der Strahlentherapie

Halten Sie Ihre Haut gut feucht und meiden Sie Duftstoffe, wie auch bei einer Chemotherapie. Megan empfiehlt die Verwendung einer rein wässrigen Creme oder einer pH-neutralen Aloe-vera-Lotion. Vermeiden Sie Talkumpuder, Parfüms und Produkte, die Alkohol oder Öl enthalten. Und wählen Sie einen aluminiumfreien Deo-Roller bzw. -Stick. In den Tagen der Therapie werden Sie wahrscheinlich einen Folienverband tragen.

»Dieser Verband schützt die Haut vor den Auswirkungen der Strahlung. Er ist wie eine Plastikfolie und verbleibt während der Bestrahlung auf der Haut. Früher traten bei der Bestrahlung der Haut häufig schwere Schäden auf, heute jedoch wird sie viel weniger stark beansprucht und Hautverfärbungen und Pigmentierungsstörungen fallen deutlich weniger schlimm aus. Kümmern Sie sich gut um Ihre Haut. Sie ist wie schon erwähnt unser größtes Organ und benötigt intensive Pflege. Wenn Sie Ihre Haut während und nach der Behandlung gut mit Feuchtigkeit versorgen, können Sie Risse vermeiden, die zu Infektionen führen und die Genesung verzögern können.«

Nach einer Strahlentherapie sind wasserbasierte Cremes besser und hautfreundlicher als fetthaltige Produkte. Außerdem ist es wichtig, sich darüber im Klaren zu sein, dass die Wirkung der Strahlung nicht aufhört, wenn die Behandlung beendet ist. Die Auswirkungen auf Ihre Haut können etwa einen Monat danach noch schlimmer sein, da Strahlung eine kumulative Wirkung hat.

»Man löscht ein Feuer mit Wasser, nicht mit Öl. Auch bei Verbrennung (etwa durch Strahlung), können fetthaltige Cremes zu einer Verschlimmerung führen, weshalb wasserbasierte Produkte am besten sind, vor allem pH-neutrale Aloe vera, die kühlend wirkt.«

Narbenpflege

Es wirkt sich immer unterstützend aus, wenn Sie vor der Operation so fit und gesund wie möglich sind. Was die Einnahme von Nahrungsergänzungsmitteln betrifft sollten Sie die Empfehlungen Ihres Chirurgen befolgen.

»Chirurgen möchten nicht, dass Sie vor einer Operation hohe Dosen Vitamin C einnehmen, weil Blutungen dadurch stärker als sonst sein könnten.«

Megan hat mit vielen plastischen Chirurgen zusammengearbeitet und weiß deshalb, dass eine Wunde nach der Operation in der Regel 6–12 Wochen lang getaped wird.

»Da Narbengewebe nur 70–80 Prozent so stark ist wie Haut, unterstützt das Tape die Heilung, indem es die Narbe flach hält. Das braune hypoallergene Tape, das von Chirurgen verwendet wird, darf schon ein wenig nass werden. Trocknen Sie es aber bitte nach dem Duschen ab, um zu vermeiden, dass auch die Narbe feucht wird. Das könnte zu einer Infektion führen. Wechseln Sie das Tape alle zwei bis drei Tage, oder früher, wenn es sich abzulösen beginnt.«

Narben können mehr oder weniger stark ausgebildet sein, daher verläuft die Narbenbildung für den Einzelnen sehr individuell.

»Manche Menschen mit dunklerer Haut neigen dazu, braune Narben zu bilden, und schon allein eine Beule kann eine Hyperpigmentierung verursachen. Menschen mit heller Haut können rosa Narben bekommen. Wulstige Narben bzw. Keloide, die durch überschießendes Narbengewebe um eine Wunde herum entstehen, sind jedoch ein ganz anderes Thema. Patienten wissen normalerweise, dass sie anfällig dafür sind, weil sich bei Ihnen ein ziemlicher Klumpen bildet, fast wie ein Tumor. Wenn in Ihrer Vorgeschichte schon einmal Keloide aufgetreten sind, sprechen Sie mit Ihrem Chirurgen über alternative Verbände; ein lang haftender Silikonverband könnte helfen, die Narbenbildung zu minimieren.«

Megan schwört auf die Verwendung von Vitamin E, um den Heilungsprozess zu fördern. »Ich bin ein großer Fan davon, reines Vitamin E in die Narbe einzumassieren, sobald die Wunde verschlossen und flach ist und nicht mehr getaped werden muss. Verwenden Sie reines Vitamin E ohne Parabene und Duftstoffe. Regelmäßige sanfte Massagen steigern die Durchblutung im Laufe der Zeit und reduzieren das Narbengewebe.«

Antihormontherapie

Ebenso wie die Menopause kann sich eine Antihormontherapie dramatisch auf die Haut einer Frau auswirken. Und wieder empfiehlt Megan, Ihr bisheriges Hautpflegeprogramm zu überdenken, um die bestmöglichen Ergebnisse zu erzielen.

»Sie können die Hautalterung mit einem guten Sonnenschutzmittel aufhalten. Aktive Hautpflege stärkt Ihre Haut, spendet ihr Feuchtigkeit und schützt sie gegen das Altern. Vitamin A, B und C sollten Sie unbedingt in Ihre Hautpflegeprodukte integrieren.«

Nagelpflege

Chemotherapie wirkt sich auf Ihre Nägel aus, und möglicherweise bemerken Sie eine Linie oder Rille, die den Zyklus der Chemotherapie deutlich nachzeichnet. Diese Veränderungen sind jedoch nicht dauerhaft und werden nach etwa sechs Monaten verschwinden. Darüber hinaus können Ihre Nägel spröde werden oder sich verfärben. Die folgenden Tipps helfen Ihnen, dass Ihre Nägel so gesund wie möglich bleiben:

— Halten Sie Ihre Nägel kurz; Schäden fallen dann nicht so stark auf.
— Weichen Sie Ihre Finger und Zehen 5 Min. in einer Schüssel mit unverdünntem weißem Essig ein; dies ist eine einfache und wirksame Methode, Ihre Nägel zu stärken.
— Behandeln Sie Ihre Nägel täglich mit Nagelhautcreme, um Trockenheit und Rissbildung zu vermeiden sowie Nagelhaut zu entfernen.
— Meiden Sie herkömmliche Nagellacke, da sie giftige Chemikalien enthalten können (wasserbasierter Lack ist eine gute Alternative).
— Tragen Sie keine künstlichen Fingernägel, da sie Bakterien einschließen und so eine Infektion verursachen könnten.
— Benachrichtigen Sie Ihren Arzt, sobald Sie Anzeichen einer Entzündung oder Infektion bemerken sollten.

Narbenheilung braucht Zeit

Bedenken Sie, dass es bis zu zwei Jahre dauern kann, bis Narben komplett verheilt sind. Das Aussehen nach drei oder sechs Monaten bedeutet nicht, dass die Narbe immer sichtbar bleibt.

Alle Rezepte in diesem Buch sind gut für gesunde Haut und Nägel; besonders geeignet sind:

— Buchweizensalat mit Lachs und Fenchel (Seite 57)
— Wildreis mit Lachs (Seite 91)

Emotionales Wohlbefinden

»Umgeben Sie sich mit Menschen, die Ihnen guttun, und planen Sie stets etwas, worauf Sie sich freuen können, z. B. ein schönes Mittag- oder Abendessen, Treffen, Ausflüge, Unternehmungen, Filmabende – Dingen eben, die Ihnen Freude machen.«

Jessica

»Neben der Unterstützung durch wundervolle Freunde und Familie überstand ich diese schwere Zeit vor allem dank kreativer Aktivitäten.«

Leigh

Wenn Sie Krebs haben, steht Ihr emotionales und spirituelles Wohlbefinden genauso im Fokus wie Ihr körperliches Wohlergehen. Positives Denken ist wichtig und wird sich darauf auswirken, wie Sie mit den alltäglichen Themen umgehen, doch es ist ebenso wichtig, auf dem Boden der Tatsachen zu bleiben und sich die Gefühle, die da sind, einzugestehen. Eine Krebstherapie ist zweifelsohne eine harte Zeit und es ist völlig natürlich, Verzweiflung, Angst und Unsicherheit zu fühlen. Es ist in Ordnung sich mal auszuheulen, wenn man das Bedürfnis danach verspürt. Gehen Sie liebevoll mit sich selbst um, erlauben Sie anderen, Ihnen in dieser Zeit zur Seite zu stehen, und tun Sie, was Sie können, um an einem schlechten Tag Ihre Lebensgeister zu stärken.

Sonnenschein und frische Luft

In der Sonne zu sein und frische Luft zu genießen kann Ihrer Stimmung richtig guttun. Experten sind sich einig, dass bereits eine kurze Sonneneinstrahlung den Vitamin-D-Pegel im Blut angemessen aufrechterhalten kann. Menschen mit heller Haut können im Sommer durch einen kurzen Spaziergang in T-Shirt und kurzer Hose das Vitamin D aufnehmen, das sie benötigen. Es ist jedoch nicht empfehlenswert, in der prallen Mittagssonne unterwegs zu sein. Im Winter sollte der Aufenthalt in der Sonne entsprechend etwas länger sein.

Vitamin D ist zudem in Lebensmitteln wie Leber, Eiern, Voll- und Sojamilch sowie fettem Fisch (z. B. Makrele, Hering und Lachs) zu finden. Wenn Sie befürchten, an einem Vitamin-D-Mangel zu leiden, bitten Sie Ihren Arzt, Sie darauf zu untersuchen und Ihnen ggfs. ein entsprechendes Präparat zu verschreiben.

Genießen Sie Spaziergänge über Wiesen und Felder oder in einem nahegelegenen Park. Pflanzen Sie Kräuter und Blumen in Ihrem Garten, beobachten Sie sie beim Wachsen und würdigen Sie ihren Nutzen. Alles, was Sie tun, um mit der Natur in Kontakt zu kommen, wird Ihnen guttun.

Gaumen- und Seelenschmeichler

Es gibt eine ganze Menge wunderbarer Lebensmittel, die Ihrer Gesundheit und Ihrem emotionalen Wohlbefinden während der Therapie Gutes tun. Das, was Sie essen, kann Sie tatsächlich stärken. Teure Nahrungsergänzungsmittel, die wundersame Ergebnisse versprechen, sind Zeit und Geld nicht wert. Seien Sie auch misstrauisch gegenüber Modediäten und solchen, die ganze Lebensmittelgruppen ausschließen oder in ihrem Ansatz sehr starr sind. Köstliches, vollwertiges Essen voller Nährstoffe ist der richtige Weg.

Wendy Hamilton von *Optimum Health and Nutrition* hat einige sehr gute Vorschläge hinsichtlich der besten Lebensmittel, die Sie in Ihren Ernährungsplan aufnehmen können. Sie sagt, das optimale Essen sieht nicht nur ansprechend aus, sondern ist auch gut für Sie. Essen Sie saisonal und auf jeden Fall Bio-Qualität, stellen Sie aber vor allem sicher, dass Sie Ihr Essen genießen.

»Buntes Gemüse und Obst sind auf jeden Fall gut für Sie. Gesundheitsexperten sind sich einig, dass Gemüse Ihnen guttut, daher sollten Sie pro Tag mindestens fünf Gemüse- und zwei Obstsorten zu sich nehmen. Früchte verzehren Sie am besten im Ganzen, nicht als Saft. Wenn Sie Obst und Gemüse kaufen, versuchen Sie, möglichst viele verschiedene Farben zu wählen. So werden Ihre Mahlzeiten nicht nur optisch ansprechend, sondern Sie erhöhen die Wahrscheinlichkeit, aus der Vielzahl der Farben alle Nährstoffe zu erhalten, die Sie benötigen.«

Wendy hat die folgende Checkliste zusammengestellt, die Ihnen die geeignete Auswahl leichter machen kann. Jedes Nahrungsmittel hat unterschiedliche Eigenschaften und Vorteile, daher ist beim Essen Abwechslung angesagt.

Hier sind einige tolle Lebensmittel, die Sie in Betracht ziehen sollten:

- Rot: Rote Bete, rote Zwiebeln, Rotkohl, Tomaten, rote Paprika
- Orange: Kürbis, Süßkartoffeln, Karotten, Aprikosen (alle reich an Vitamin A bzw. Beta-Carotin)
- Blau: Heidelbeeren, die voller Antioxidantien stecken, eignen sich hervorragend als Snack oder Nachspeise und sind mit Joghurt serviert besonders lecker.
- Grün: Grünkohl, Mangold, Pak Choi, Spinat, Spargel, Avocado, Brokkoli, Blumenkohl, Rosenkohl, Kohl. Nicht zu vergessen: Rucola, Brunnenkresse, Koriander, Petersilie, Basilikum, Schnittlauch, Minze

Ein weiteres Wundermittel ist die Familie der Zwiebelgewächse – Lauch, Zwiebeln und Knoblauch. Sprossen sind auch sehr gut.

Nüsse und Samen sind wahrhaft wundervolle Nahrungsmittel. Damit Samen wachsen können, müssen sie ein Kraftwerk aus Nährstoffen enthalten. Sie stecken voller Mineralien, guter Öle, Omega-3- und Omega-6-Fettsäuren. Sie sollten ganze Nüsse kaufen, denn die Schale schützt den Inhalt vor Oxidation. Essen Sie die Nüsse und Samen auch am besten roh und nicht vorab geröstet. Empfehlenswert sind Mandeln, Macadamia, Walnüsse, Pekannüsse, Cashews, Haselnüsse und Paranüsse, und auch Chiasamen, Leinsamen, Kürbiskerne und Sesam strotzen nur so vor Nährstoffen.

Wählen Sie hochwertige Öle wie natives Olivenöl extra, Macadamia-, Kokos- oder Avocadoöl zum Kochen oder zum Abschmecken von Salaten und Gemüse. Apfelessig ist weitaus weniger sauer als viele andere Sorten, weshalb er eine gute Wahl ist. Verwenden Sie Kräuter und Gewürze, wie zum Beispiel Zimt, um den Geschmack einer Speise zu verbessern. Was das Fleisch betrifft, achten Sie auf gute Qualität. Es ist viel sinnvoller, kleinere Mengen guten Fleisches zu verwenden, als auf schlechte Qualität zu setzen.

Fermentierte Lebensmittel sind hervorragend für den Darm, meint Wendy, wenn viele der in der Krebstherapie verwendeten Medikamente die guten Bakterien verjagen. Dem wirken auch Sauerkraut und Kimchi (eine koreanische Variante, die noch anderes Gemüse als das traditionelle Sauerkraut enthält) entgegen.

Bewegung

Mäßige körperliche Aktivität während einer Krebsbehandlung hebt die Stimmung und den Gemütszustand. Bewegung kann das psychische Wohlbefinden und die Lebensqualität verbessern. Sie kann zu diesem Zeitpunkt das Selbstwertgefühl steigern, Ihr Energieniveau erhöhen und depressionsbedingte Symptome verringern.

Ich sprach mit Lou James, der Krebs-Rehabilitationsexpertin von *PINC & STEEL,* über den Zusammenhang von Bewegung und emotionalem Wohlbefinden der Menschen.

»Es gibt viele verschiedene Stadien, die Menschen durchlaufen können, wenn sie Krebs haben, und sie sollten sich Zeit für ihre Heilung, die eine Weile brauchen kann, zugestehen. Mitgefühl für sich selbst ist dabei vermutlich das wichtigste Element und das ist interessant, denn während es uns leichtfällt, Empathie für jemand anderen zu empfinden, der an Krebs leidet, gehen wir nicht annähernd so freundlich mit uns selbst um, wenn wir der Betroffene sind. Wir reden uns ein, dass

Hören Sie Ihre Lieblingsmusik

Musik ist immer eine gute Möglichkeit, medizinische Eingriffe auszublenden, also stöpseln Sie Ihre Kopfhörer ein und entspannen Sie sich.

es uns gut gehen wird, und erwarten, dass wir wieder zur Arbeit zurückkehren und einfach lernen können, damit fertigzuwerden – Mitgefühl für (s. o.) uns selbst sieht aber anders aus.

Wir empfehlen Ihnen sehr, sich fachkundig beraten zu lassen, welche Übungen Ihnen körperlich und emotional guttun könnten. Meist arbeiten wir im Einzelsetting, doch wir haben mittlerweile auch Übungsgruppen, nicht zuletzt, weil für viele Patienten beim Sport auch die soziale Komponente wichtig ist. Und da es nötig ist, dass Sie in Bewegung bleiben, steigt die Wahrscheinlichkeit, dass Sie dabeibleiben, wenn andere Menschen mitmachen. Trainieren Sie ganz für sich allein, bleiben Sie vielleicht ein Weilchen lang motiviert, dann jedoch brauchen Sie Ansporn. Unsere Trainingsgruppen machen Spaß und sind für uns eine gute Gelegenheit, die Patienten über die Vorteile von gutem Schlaf und gesunder Ernährung aufzuklären. Familienmitglieder können das alles nicht unbedingt nachvollziehen; in einer Gruppe von Menschen, die alle dasselbe durchmachen, kann man sich gegenseitig wunderbar unterstützen und stärken.«

Wenn eine Krebsbehandlung ihrem Ende zugeht, kann eine schwierige Zeit beginnen, weil man versucht ist, Muster des früheren Lebens wiederaufzugreifen. Man denkt häufig, es gehe nur ums Weitermachen, was nicht unbedingt der Fall ist. Manchmal brauchen Sie entsprechende Hilfe.

Lou kennt die Untersuchungen über die emotionalen und psychologischen Auswirkungen von Krebs, sprich das Bedürfnis, unabhängig zu sein und alles tun zu können, was auch vor der Diagnose machbar war. Sie sagt, es sei wichtig, den Stier frühzeitig bei den Hörnern zu packen, anstatt darauf zu warten, dass die unvermeidlichen Folgen alles nur noch schwerer machen.

»Als ich meine Arbeit als Physiotherapeutin begann, sagten mir die Leute häufig, dass sie sich nicht normal fühlten und dass sie nicht wüssten, was sie tun könnten, um sich wieder normal zu fühlen. Indem ich ihren Körper durch Bewegungen kräftigte, trat auch eine massive emotionale Besserung ein, viel stärker, als ich zunächst gedacht hätte. Und wenn ich mir nun die Statistiken ansehe, die wir seit Beginn des Programms führen, ist klar zu sehen, dass die emotionalen und psychologischen Auswirkungen einer zunehmenden körperlichen Fitness enorm sind.«

Sprechen Sie darüber

Mit Freunden und Verwandten darüber zu sprechen, wie Sie sich fühlen, kann sehr hilfreich sein; manchmal jedoch genügt das nicht. Wenn Sie das Gefühl haben, dass Sie weitergehende emotionale Hilfe benötigen, können Sie sich an eine der zahlreichen Beratungsstellenwenden.

Ihr Arzt kann Ihnen Kontaktadressen in Ihrer Region nennen. Diese Stellen können helfen, mit Emotionen wie Trauer, Wut, Angst oder Depression umzugehen. Ein Berater bzw. eine Beraterin kann auch beim Umgang mit den Gefühlen helfen, die im Rahmen der anstehenden Termine auftauchen, und mit Ihnen üben, wie Sie mit den medizinischen Fachkräften so sprechen, dass Sie die richtigen Fragen stellen und die besten Entscheidungen treffen können. Mit diesen Menschen können Sie außerdem über körperliche

Lassen Sie es raus!

Es ist in Ordnung sich mal auszuheulen, wenn man das Bedürfnis danach verspürt.

Veränderungen, Sexualität, Zukunftsängste und über Möglichkeiten, Ihr Selbstvertrauen wiederaufzubauen, sprechen – egal ob Sie gerade eine Krebstherapie überstanden haben oder einer terminalen Diagnose gegenüberstehen. Sie werden Ihnen auf der Achterbahnfahrt der Gefühle beistehen, die in dieser Zeit auf Sie zukommt.

Verwöhnen Sie sich

Scheuen Sie sich nicht, sich während einer Krebsbehandlung verwöhnen zu lassen. Genießen Sie eine Fußmassage oder Maniküre, hören Sie Ihre Lieblingsmusik, setzen Sie sich in den Garten oder in den Park, rufen Sie eine liebe Seele an, schenken Sie sich eine Rücken- oder Schultermassage oder eine Gesichtsbehandlung, gönnen Sie sich ein Schaumbad, pflücken oder kaufen Sie sich einen Blumenstrauß. Dies sind nur ein paar Vorschläge; es gibt so viele preisgünstige Genüsse, mit denen Sie sich selbst beschenken können. Machen Sie vor allem das, was Ihnen Freude macht und Ihre Stimmung hebt.

Holen Sie sich ein Haustier

Haustiere spenden auf einzigartige Weise Trost und bieten angenehme Gesellschaft, wenn es Ihnen nicht gut geht. Sollten Sie also noch kein Haustier besitzen und Tierliebhaber sein, dann denken Sie doch mal darüber nach, sich ein Haustier anzuschaffen. Vor allem Katzen und Hunde können die Angst der Patienten lindern und ihre Stimmung heben. Ihre Gesellschaft kann das Gefühl der Einsamkeit, das in dieser schweren Zeit auftreten kann, verringern und obendrein von Schmerz, Stress oder Langeweile ablenken. Zudem haben Untersuchungen gezeigt, dass beim Streicheln oder Kuscheln mit einem Haustier Endorphine freigesetzt werden können, die eine beruhigende Wirkung haben. Selbstverständlich bedeutet ein Haustier auch eine große Verantwortung, zu der man sich nicht leichtfertig entschließen sollte. Für den Anfang können Sie sich auch überlegen, ein Haustier in Pflege zu nehmen, das zunächst eine Weile bei Ihnen ist und nach einer Kennenlernphase vielleicht Ihr ständiger Begleiter wird.

Leben Sie Ihre spirituelle Seite

Ignorieren Sie Ihr spirituelles Selbst nicht. Wenn Sie sich davon angesprochen fühlen, suchen Sie Hilfe bei Ihrer örtlichen Kirchengemeinde oder anderen religiösen Organisationen, die Sie inspirieren. Menschen, die Ihren Glauben teilen, können eine große Stütze für Sie sein. Viele Menschen finden Trost beim Lesen der Bibel und anderer heiliger Texte. Auch Gebete, die eigenen und die anderer, können Mut machen und Sie durch die schwierigsten Zeiten tragen. Und es geschehen immer wieder Wunder!

Wohltuendes gegen das Warten

Gut organisiert können Sie einen Termin beim Arzt oder eine Behandlung leichter überstehen. Vielleicht tut Ihnen eine Tüte Leckereien gut oder etwas, mit dem Sie sich beschäftigen können, um bei Laune zu bleiben.

Hier sind einige Vorschläge, die Sie in Ihre Wohlfühl-Tasche packen können:

— Leckere Snacks für den Fall, dass Sie hungrig werden.
— Eine Flasche Ihres Lieblingsgetränks, um Sie mit Flüssigkeit zu versorgen.
— Leichte Lektüre, vielleicht ein Wohlfühlroman, oder eine Zeitschrift, um den Kopf zu beschäftigen.
— Kreuzworträtsel, Sudokus oder sogar ein Puzzle können entspannend sein.
— Ein Skizzenblock und Stifte, falls Sie eine künstlerische Ader haben.
— Musik ist immer eine gute Möglichkeit, medizinische Eingriffe auszublenden.
— Ein Tablet oder Smartphone, auf dem Sie einen schönen Film oder eine lustige Fernsehsendung ansehen können.
— Ihre wichtigsten Medikamente, für dann Fall, dass Sie vielleicht länger unterwegs sind.
— Ein Notizbuch, in dem Sie all Ihre Fragen bezüglich Ihrer medizinischen Behandlung aufschreiben können; das ist eine großartige Hilfe, wenn Sie sich mit Ihrem Ärzteteam treffen.

Bitten Sie zudem einen Freund oder ein Familienmitglied, Ihnen Gesellschaft zu leisten, aber meiden Sie Menschen mit negativen und deprimierenden Geschichten über Krebs.

Kurzum: Versuchen Sie, die Wartezeit vor einem Termin oder während einer Behandlung mit so vielen lustvollen Dingen zu füllen, wie Ihnen vom Energieniveau her möglich ist. Verwöhnen Sie sich, wann immer Sie können.

Werden Sie kreativ

Viele Menschen finden es hilfreich, ein Tagebuch zu führen, wenn sie dem Krebs gegenübertreten. Auch wenn Sie das noch nie zuvor getan haben, probieren Sie es aus, denn es könnte Ihnen helfen, sich besser zu fühlen. Beginnen Sie, indem Sie sich fragen, wie Sie sich gerade fühlen, und lassen Sie dann alle Emotionen, die auftauchen, auf das Blatt fließen. Eine weitere Möglichkeit wäre, einen Brief zu schreiben, den Sie nie abschicken. Es kann große therapeutische Wirkung haben, Ihre Gefühle von Ihrem Körper weg- und zu Papier zu bringen. Ein solcher Brief könnte sogar an Ihren Körper gerichtet sein und bietet Ihnen die Möglichkeit, die Enttäuschung über all das, was passiert, auszudrücken. Schreiben Sie sich diese Gefühle einfach von der Seele und Sie werden sich sicherlich besser fühlen. Jetzt könnte auch ein guter Moment sein, um sich an einem Gedicht, einer Kurzgeschichte oder gar Ihrer Biographie zu üben!

Andere Menschen haben herausgefunden, dass Kunst Balsam für die Seele sein kann. Egal ob Sie zeichnen oder auf eine Leinwand malen, tun Sie das, worauf Sie Lust haben! Es geht nur darum, sich ganz im Moment des kreativen Prozesses zu verlieren. Hier dreht sich alles um den Genuss des Tuns, nicht um das Ergebnis.

Ebenso heilsam kann die Beschäftigung mit der Fotografie sein. Wo immer Sie Schönheit entdecken, ob im Wald oder an einem Fluss oder See, halten Sie sie auf einem Foto fest. Nehmen Sie die Spiegelungen auf dem Wasser wahr und genießen Sie ein Picknick im Grünen, während Sie unterwegs sind. Fotografieren Sie die Wolken, den Sonnenauf- und -untergang und vergessen Sie nicht, Aufnahmen von Ihren liebsten und nahestehenden Menschen zu machen.

Vielleicht kann Sie in dieser Zeit auch die Kreativität anderer ablenken und aufmuntern, sei es durch Musik, Bücher, Filme oder Ihre Lieblingsserie. Lassen Sie sich inspirieren, Ihre Seele berühren und erfrischen.

Lindsey Dawson, Inspirations-Rednerin und Autorin, hat kürzlich selbst eine Reihe von Krebsbehandlungen beendet. Sie zeigt uns einige wunderbare Beispiele dafür, wie sie in dieser Zeit von ihrer Kreativität getragen wurde, und hat einige wertvolle Ratschläge parat.

»Ich arbeitete in dieser Zeit weiter an den Hausaufgaben eines online Kunsttherapie-Kurses, was eine gute Ablenkung war. Zudem lag mehr oder weniger ununterbrochen irgendein Kunstprojekt auf meinem Esstisch, mit dem ich mich beschäftigte. Mit Farben und Pinseln zu arbeiten war sehr heilsam. Und während ich dabei war, einen Roman zu schreiben, erinnerte mich die Arbeit an den vielen notwendigen Details daran, dass es da draußen eine Welt gab, in die ich nach meiner Behandlung zurückkehren würde.

Ich habe mir verschiedene Anwendungen gegönnt, wie z. B. eine denkwürdig gute Gesichtsbehandlung mit Kopfmassage. Das tat unglaublich gut, denn ich hatte gerade eine Glatze bekommen und mein Kopf brauchte dringend liebevolle Pflege. Ich buchte auch eine Reihe von Sitzungen mit einem Energieheiler, der Kristalle um mich herum platzierte, während ich auf seinem Massagetisch lag, und der den Raum (mich eingeschlossen) mit den vibrierenden Klängen der Kristall-Klangschalen reinigte. Und ich habe meditiert, was immer sehr klärend und erfrischend ist. Eine außergewöhnliche Miri-Miri-Massage (sie ist Teil der traditionellen Maori-Heilung) war damals zwar schmerzhaft, schenkte mir aber ein sehr gutes Gefühl.

Mitten in der Chemotherapie wurde ich mürrisch, depressiv und missgelaunt (was vermutlich ziemlich typisch für Krebspatienten ist) und buchte ein Coaching. Ich denke, es ist wichtig, den passenden Berater zu finden; die eine Sitzung war für mich ausreichend, wenn man jedoch eine größere Menge an Themen zu bearbeiten hat, könnten mehrere Termine über einen längeren Zeitraum von Nutzen sein.

Hinsichtlich der emotionalen Bewältigung meiner Krebserkrankung neigte ich dazu, gesellschaftliche Zusammenkünfte zu meiden, bei denen ich wusste, dass es viel triviales Geschwätz und schrilles Lachen geben würde. Meistens wollte ich vor allem Ruhe und konnte einfach keine oberflächlichen Gespräche mit Leuten führen, die sich nur darum kümmerten, was in ihrem eigenen Leben gerade so passierte. Auch Einkaufszentren waren ziemliche Stimmungskiller – so viel Lärm und Unruhe! Solche kommerziellen Orte laugten mich sehr aus. Auf der anderen Seite will niemand ein Einsiedler sein und so zurückgezogen von der Welt leben, dass man nur noch ein Schatten seines früheren geschäftigen Selbst ist.

Das Geheimnis liegt also darin, einen Mittelweg zu finden und gerade so viel zu tun, wie man möchte. Es tut gut, Zeit mit Freunden und Verwandten zu verbringen, um in sozialem Kontakt zu bleiben, ohne sich zu verausgaben; man kann sich zurückziehen, wenn man das braucht, ohne dass jemand beleidigt oder gekränkt ist. Und es ist gut, um Ihrer selbst willen, häufiger Nein sagen zu lernen.

Was die Psyche betrifft, geht es darum, zu begreifen, dass Sie einen großen Schock erlebt haben. Da treiben Sie so durchs Leben, jeder Tag ist mehr oder weniger wie der andere, und dann offenbart Ihnen plötzlich jemand, dass Sie eine lebensbedrohliche Krankheit haben. Selbst wenn die langfristige Prognose im Einzelfall vielversprechend ist und die Behandlungen gut anschlagen, vermute ich, dass kaum jemand von uns, der eine Krebsdiagnose erhalten hat, irgendwann aufhören wird, vorsichtig und wachsam zu sein. Das ist es, was ein Schock verursacht: Er hinterlässt bleibende wunde Stellen auf der Psyche. Er kann alles verändern und Sie möglicherweise dazu bringen, Ihr ganzes Leben oder den Sinn des Lebens und wie Sie den Rest Ihrer Tage verbringen wollen, zu überdenken.

Gehen Sie insgesamt ganz liebevoll mit sich selbst um, Sie machen gerade eine wirklich heftige Sache durch.«

Soziale Medien

Zu diesem speziellen Thema habe ich mich an Amber Arkell gewandt, deren inspirierender Blog *When things went tits up* sich mit Krebs auseinandersetzt. Er ist ein hervorragendes Beispiel für die positive Nutzung sozialer Netzwerke im Umgang mit der Diagnose.

»Ich startete meinen Blog, um meine Freunde und meine Familie auf dem Laufenden zu halten und nicht 20-mal dasselbe Gespräch führen zu müssen. Ich wollte persönlich inspirieren, lehren und motivieren – und mein lebenslanger Traum ist es, eines Tages Motivationsrednerin zu sein. Also drehte ich ein Video, in dem ich von meiner Krebsdiagnose und der anstehenden Chemo berichtete. Über Nacht folgten 700 Leute meinem Blog.

Ich suchte mit meiner Schwester und meiner Mutter einen kreativen, aber unbeschwerten Namen für die Seite. Ich wollte auch, dass mein Blog ehrlich und unverfälscht ist. Und wer auf die Seite kommt, spürt das. Als ich über 1000 Follower hatte und immer wieder positives Feedback bekam, war klar, dass ich den Blog weiter betreiben würde.

Ich bin von Natur aus ein positiver Mensch. Die Leute fragen mich, wie ich so zuversichtlich bleiben kann, aber ich habe auch schlechte Tage. Ich halte meine Beiträge so positiv wie möglich, aber sie beschäftigen sich mit Fakten, es dreht sich also in erster Linie um Informationen, nicht so sehr um meine Gefühle und Emotionen.«

Hier sind Ambers Tipps für den Einsatz sozialer Netzwerke während der Krebstherapie: »Zunächst einmal sollten Sie entscheiden, ob Sie in einem öffentlichen oder privaten Forum posten möchten. Für mich ging es darum, andere Menschen zu inspirieren und zu informieren. Für jemand anderen könnte ein Blog aber auch ein guter Ort sein, um Dampf abzulassen. Das sollten Sie dann aber besser im Privaten tun. Sie können ihre Freunde und Familie auf dem Laufenden halten und auf diese Weise mithilfe sozialer Medien die Unterstützung erhalten, die sie suchen. Bleiben Sie bei den Tatsachen, was den Inhalt betrifft. Und wenn Sie keine Lust haben, auf alle Kommentare zu antworten, ist das vollkommen in Ordnung.

Wenn Sie wie ich die sozialen Medien nutzen wollen, um zu informieren und zu inspirieren, dann ist ein öffentliches Forum von Vorteil. Es ist also eine ganz individuelle Frage, was für Sie passend ist. Wenn Sie jedoch in einem öffentlichen Forum posten, gibt es Dinge, die Sie vielleicht nicht teilen wollen; für mich sind das persönliche Themen, über die ich nur mit engen Freunden spreche.

Seien Sie sich auch bewusst, dass, wenn Sie Ihre Geschichte in der Öffentlichkeit teilen, Menschen Sie mit ihren eigenen Geschichten kontaktieren werden. Darauf müssen Sie vorbereitet sein. Je mehr ich darüber Bescheid weiß, was ich selbst durchmache, je stärker und informierter ich geworden bin, desto weniger belastet es mich, die Geschichten anderer zu hören, obwohl es anfangs wirklich schwer war.

Soziale Netzwerke sind sicherlich nicht perfekt. Sie ändern nichts an der Tatsache, dass Sie der Mensch sind, der eine Krebserkrankung durchmacht, und manche Tage sind wirklich heftig. Ich habe Zeiten erlebt, an denen es mir schwerfiel, das Leben der anderen in sozialen Netzwerken zu verfolgen. Es schien, als hätten die Leute so viel Spaß. Besonders an Tagen, an denen ich wegen der Chemo zu Hause im Bett lag, habe ich das kaum ertragen. Aber es gibt auch so viel Positives. Mein Blog hat Frauen zusammengebracht, Freundschaften sind entstanden und ich selbst bin dadurch über mich hinausgewachsen.«

Der Blick nach vorn

Wenn Sie eine gute Prognose erhalten, ist es gut, sich auf Ihr Leben nach der Therapie zu freuen. Manche Menschen planen einen Urlaub (sprechen Sie mit Ihrem Arzt über den optimalen Zeitpunkt dafür), während andere sich gerne wieder ihren früheren Hobbys und Interessen hingeben.

Es wäre nicht ungewöhnlich, wenn Sie nach dem Ende Ihrer Therapie emotional erst einmal in ein tiefes Loch fielen, also seien Sie nicht überrascht, falls Ihnen das passiert. Wenn Sie sich deprimiert fühlen, holen Sie sich Hilfe. Manche suchen in diesem Stadium das Gespräch mit einem Berater, Coach oder Therapeuten; das Wichtigste ist jedoch, liebevoll mit sich selbst umzugehen, wenn Sie in Ihr »altes« Leben zurückkehren.

Machen Sie sich bewusst, dass Ihre körperliche und emotionale Heilung nicht linear verlaufen, sondern vermutlich eher nach dem Muster »zwei Schritte vorwärts und ein Schritt zurück«. Das liegt nicht zuletzt daran, dass die Genesung oft länger dauert als die Behandlung selbst. Gehen Sie die Dinge also ruhig an. Wir sind alle sehr individuell, darum gibt es keinen »goldenen Weg« in die Zukunft; Unterstützung ist jedoch ein Schlüsselfaktor für Ihre Rückkehr ins normale Leben.

Viele Dinge im Leben lassen sich nicht kontrollieren; an Krebs zu erkranken – mit allen Auswirkungen und Folgen von Behandlungen und Operationen – ist eines davon. Manch anderes können Sie aber sehr wohl selbst steuern: Ihre Lebenseinstellung, das, was Sie von jetzt an machen werden, und mit welchen Menschen Sie sich umgeben wollen. Zuerst müssen Sie vielleicht neue Wege gehen, um sich nicht zu übernehmen. Wenn Sie wieder anfangen zu arbeiten, können Sie möglicherweise einen Teil von zu Hause aus erledigen. Und wenn Sie gerne verreisen, achten Sie auf einen Zeitplan, der Raum für Genuss und Entspannung lässt. So nehmen Sie Rücksicht darauf, dass Sie vielleicht einige Zeit lang weniger Energie zur Verfügung haben werden.

Vor allen Dingen aber gehen Sie hoffnungsvoll und zuversichtlich in Richtung Zukunft. Stellen Sie sich jeder Angst vor einem Rezidiv und lassen Sie die Angst dann an sich vorbeiziehen. Erfreuen Sie sich an Ihrem Leben, jetzt, wo Sie den Kampf durchgestanden haben. Wertschätzen Sie es, hören Sie auf Ihre Intuition und seien Sie sich bewusst, dass Sie so viel mehr sind als nur ein Körper. Folgen Sie Ihren Leidenschaften, umgeben Sie sich mit wertvollen Menschen und nähren Sie Ihr kostbares Selbst in Körper, Geist und Seele.

KUCHEN UND SÜSS-SPEISEN

Clafoutis

Für 1 Kuchen | 10 Min. + 40 Min. Backzeit

1 EL Butter
110 g Zucker
6 Eier
1 TL Vanilleextrakt
110 g Mehl
650 g Beeren, z. B. Brombeeren, Heidelbeeren, oder auch Kirschen
Puderzucker zum Bestäuben

• • •

Ofen auf 230 Grad vorheizen. — Eine Auflaufform (aus Keramik) mit Butter einfetten und mit etwas Zucker ausstreuen. — Eier in einer großen Rührschüssel verquirlen und den Zucker gründlich unterrühren. Vanilleextrakt hinzufügen. Mehl darübersieben und vorsichtig unterheben und nicht zu sehr umrühren. — Gießen Sie den Teig in die vorbereitete Auflaufform und streuen Sie die Beeren bzw. Kirschen darauf. 35–40 Min. backen, bis die Oberfläche goldbraun ist. Machen Sie die Stäbchenprobe, um zu sehen, ob das Clafoutis gar ist. — Mit ein wenig Puderzucker bestäuben und servieren.

SAM »Wenn Sie gefrorene Beeren verwenden, sollten Sie sie nicht vorher auftauen, denn sie werden matschig und zerfallen; geben Sie stattdessen einfach die gefrorenen Früchte auf den Teig. Statt der Beeren können Sie auch abgetropfte Dosenpfirsiche und anderes Obst verwenden. Oder heben Sie ein wenig geschmolzene Schokolade unter den Teig und geben Sie gehackte Birne dazu. Ich serviere es gerne mit gutem Eis oder auch etwas flüssiger Sahne.«

KAREN »Beeren sind reich an Antioxidantien, lassen Sie sich diese Beeren-Köstlichkeit also gut schmecken.«

Bananen-**Schokokuchen**

Für 1 Kuchen | 15 Min. + 55 Min. Backzeit

Ofen auf 170 Grad vorheizen. — Eine Kastenform (26 × 11 cm) einfetten und mit Backpapier auskleiden. — In einer großen Schüssel Pflanzenöl, braunen Zucker, Vanilleessenz und Eier verrühren. — Zerdrückte Bananen und Joghurt, dann Mandeln und Schokolade dazugeben und gründlich vermischen. — Backpulver, Natron, Zimt, Salz und Mehl in eine zweite Schüssel geben, dann diese trockene Mischung über die Bananenmischung sieben und vorsichtig unterheben. Teig in die vorbereitete Form füllen und die Oberfläche glatt streichen. Im vorgeheizten Backofen 45–55 Min. backen, Stäbchenprobe. — Kuchen in der Form abkühlen lassen, dann genießen.

SAM »Kastenkuchen scheinen irgendwo in der Mitte zwischen gesundem Leckerbissen und mit Gewissensbissen beladenem heimlichem Genuss zu liegen. Auf diesen trifft tatsächlich beides zu. Verwenden Sie jede Art von Schokolade, die Sie mögen.«

KAREN »Sam hat recht, wenn er die gesundheitlichen Vorteile dieses Kuchens lobt, der vollgepackt ist mit Ballaststoffen und Vitaminen. Und wie toll, dass er gleichzeitig so köstlich ist.«

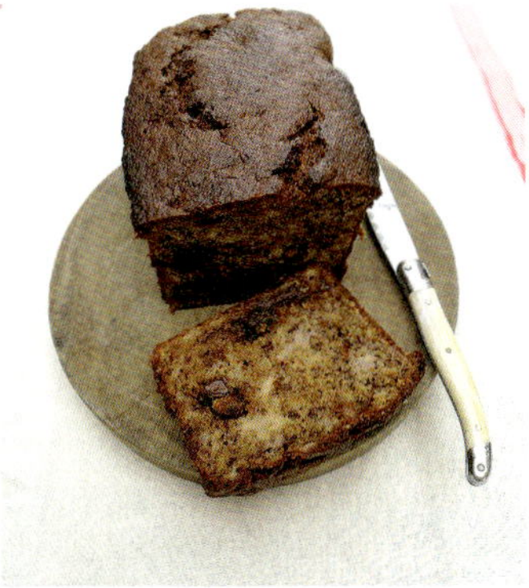

150 ml Pflanzenöl
200 g brauner Zucker
1 TL Vanilleessenz
2 Eier
350 g reife Bananen, grob zerdrückt
70 g griechischer Joghurt
50 g geröstete Mandeln, grob gehackt
150 g Schokolade, grob gehackt
1 TL Natron
1 TL Backpulver
1 TL Zimt
1 Prise Salz
220 g Vollkornmehl

• • •

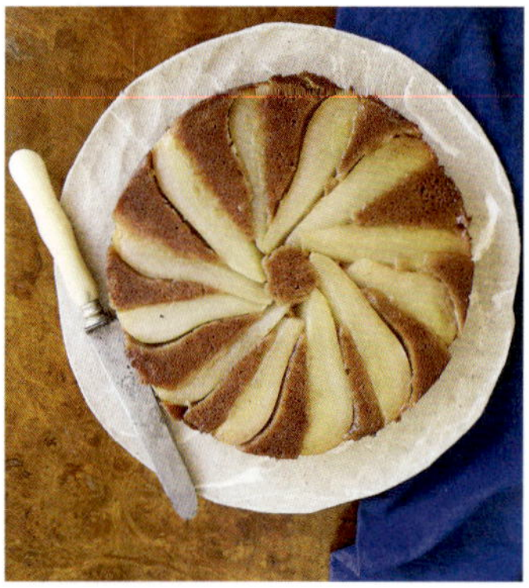

60 g Butter
100 g brauner Zucker
3 Birnen, geschält, geviertelt und entkernt
1 Handvoll Walnüsse
60 g Butter
125 g brauner Zucker
2 EL Birnendicksaft oder Zuckerrübensirup
1 Ei
125 ml Milch
125 g Mehl
½ TL Backpulver
¼ TL Salz
2 TL Zimt
1 TL Ingwer
¼ TL Muskatnuss
1 Prise gemahlene Nelken

• • •

Birne-Walnuss-Lebkuchen

Für 1 Kuchen | 20 Min. + 45 Min. Backzeit

Ofen auf 180 Grad vorheizen. Eine runde Kuchenform mit Backpapier auskleiden. — Die Hälfte der Butter und des braunen Zuckers in einem kleinen Topf erhitzen, auf den Boden der Kuchenform gießen und verteilen. — Geviertelte Birnen und Walnüsse auf der Butter-Zucker-Mischung ausbreiten. — In einer großen Schüssel die zweite Hälfte der Butter mit braunem Zucker so lange schlagen, bis die Masse hell und luftig ist. Birnendicksaft oder Zuckerrübensirup unterrühren, dann das Ei, dazugeben, zuletzt die Milch. — Die restlichen Zutaten sieben und unterheben, bis alles gut vermischt ist. Den Teig in die Backform über die Birnen gießen und die Oberfläche glattstreichen. — Im vorgeheizten Backofen 45 Min. backen. — Danach den Lebkuchen aus dem Ofen nehmen und in der Form abkühlen lassen. Einen Teller auf die Form legen und den Kuchen vorsichtig darauf stürzen. Backpapier abziehen und servieren.

SAM »Lebkuchen und Birne sind eine hervorragende Kombination, besonders im Herbst, wenn die Birnen schön und knackig sind. *Beurré Bosc* (Flaschen- bzw. Alexanderbirnen) oder die Herbstbirne *Doyenne de Comice* eignen sich sehr gut für dieses Rezept. Servieren Sie den Lebkuchen warm mit Eis oder Sahne.«

KAREN »Ingwer und Birne sind eine sehr gesunde Kombination von Ballaststoffen, Antioxidantien, Mineralien und Vitaminen. Und Ingwer hilft super bei Verdauungsbeschwerden.«

Tarte **Tatin**

Für 1 Kuchen | 10 Min. + 30 Min. Backzeit

Ofen auf 200 Grad vorheizen. — Eine große ofenfeste Pfanne bereitstellen. — Den Teig auf einer bemehlten Fläche auf eine Stärke von etwa 5 mm ausrollen. Schneiden Sie einen Kreis heraus, dessen Umfang etwas größer ist als der der Pfanne. — Die Pfanne auf mittlerer bis hoher Flamme erhitzen. Butter und braunen Zucker hineingeben und mehrere Min. köcheln lassen. Passen Sie gut auf, dass nichts anbrennt. Die Apfelstücke so in der Pfanne anordnen, dass der gesamte Boden bedeckt ist. Das Karamell noch kurz weiterköcheln lassen, dann die Äpfel vorsichtig mit dem Teig bedecken, wobei Sie den überstehenden Teig am Rand der Pfanne einstecken. — Die Pfanne nun in den vorgeheizten Backofen stellen und 25–30 Min. backen, bis der Teig aufgegangen und goldbraun ist. Einige Minuten abkühlen lassen, dann mit einem Messer den Rand rundherum lösen. — Einen großen Teller oder eine Servierplatte auf die Pfanne legen und die Tarte vorsichtig wenden. Passen Sie beim Wenden auf, das flüssige Karamell könnte an den Seiten herauslaufen. — Noch warm servieren.

SAM »Dieses klassische Dessert ist eine Institution, seit die Tatin-Schwestern den offensichtlichen Fehler begingen, Teig über karamellisierte Äpfel zu breiten und alles in den Ofen zu schieben, in der Hoffnung, das zu retten, was ein Apfelkuchen hätte werden sollen.«

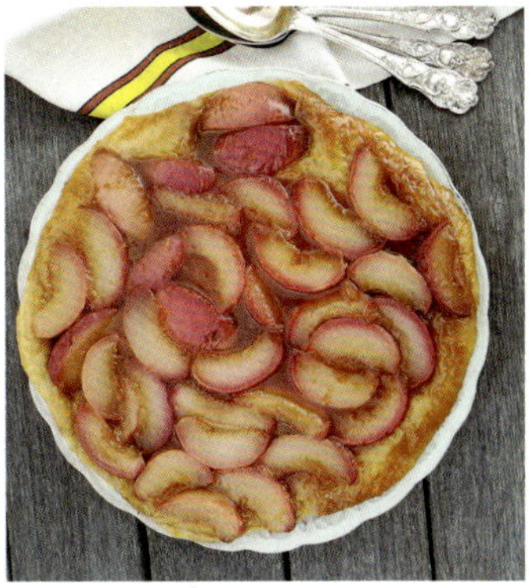

3 große geschälte Äpfel oder Pfirsiche, entkernt und geachtelt
400 g Blätterteig
200 g brauner Zucker
220 g Butter

• • •

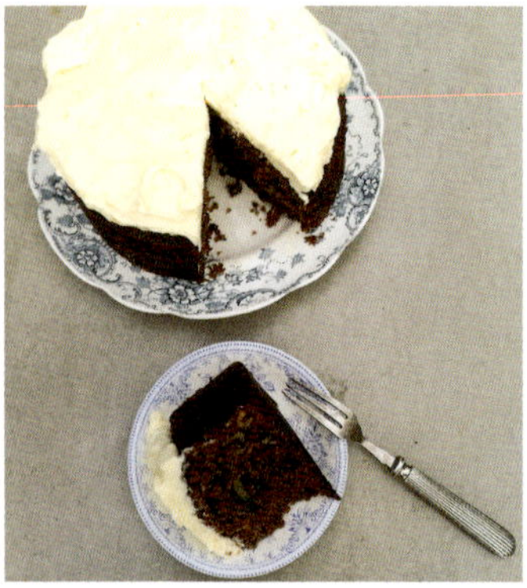

Für den Kuchen:
75 ml Öl
480 g brauner Zucker
4 Eier
1 TL Vanilleessenz
Schale von 1 Orange
280 g Vollkornmehl
1½ TL Zimt
1 TL Salz
ca. 3 Tassen geriebene Karotten
120 g gehackte Walnüsse
2 TL Natron

Für den Guss
200 g Frischkäse
120 g Puderzucker
60 g zerlassene Butter
1 TL Vanille
Schale von 1 Orange

• • •

Karottenkuchen

Für 1 Kuchen | 25 Min. + 50 Min. Backzeit

Ofen auf 160 Grad vorheizen. — Eine runde Springform mit Backpapier auskleiden. — In einer großen Schüssel Öl und Zucker verrühren. Eier einzeln unterrühren, dann Vanille- und Orangenschale hinzufügen und gut vermischen. Mehl, Zimt und Salz hinzufügen, Karotten und Walnüsse unterheben. Zum Schluss das Natron zugeben und schnell unterrühren. Die Masse in die vorbereitete Form geben und im vorgeheizten Backofen ca. 50 Min. backen, bis bei der Stäbchenprobe kein Teig kleben bleibt. — Aus dem Ofen nehmen und in der Form vollständig auskühlen lassen. — Sobald der Kuchen vollständig abgekühlt ist, aus der Form nehmen und vorsichtig auf einen Teller geben. — Alle Zutaten für den Guss miteinander vermengen, gut verrühren und auf den abgekühlten Kuchen streichen.

SAM »Es gibt viele gute Rezepte für Karottenkuchen. Natürlich werde ich Ihnen sagen, dass dieses das beste ist. Es ist das Rezept meiner Mutter – und die Frau kennt sich aus. Ich verwende das Wort ›saftig‹ nicht, wenn ich es vermeiden kann, aber wenn man es mit Eigenschaften wie ›voller Aroma, reichhaltig, kompakt‹ und, nun ja, offen gesagt ›köstlich‹ verbindet, trifft es auf diesen Kuchen zu.«

KAREN »Das ist ein fabelhafter Karottenkuchen, köstlich und voller Ballaststoffe, Vitamine und Mineralien.«

Birnen-Schoko-Crumble

Für 1 Kuchen | 25 Min. + 30 Min. Backzeit

Ofen auf 180 Grad vorheizen. — In einem Topf bei mittlerer Hitze Birnen mit Zitronenschale und -saft, Vanilleextrakt, 100 ml Wasser und 100 g braunem Zucker verrühren. Den Zucker im Wasser auflösen und leicht karamellisieren lassen, bevor Sie den Topf vom Herd nehmen. Die Mischung in eine große Auflaufform geben und die gehackte Schokolade über die Birnen streuen. — In einer Küchenmaschine Butter, Mehl und den restlichen Zucker zu Streuseln verarbeiten. In eine Schüssel geben und die Haferflocken mit den Händen unterkneten. Brösel über die Birnenmasse streuen und ca. 25–30 Min. im Ofen backen, bis die Streusel goldbraun sind.

SAM »Wählen Sie eine gute dunkle Schokolade, um die Süße dieses Gerichtes zu reduzieren. Servieren Sie den Crumble mit flüssiger Sahne, Vanillepudding, Eis – oder einfach allem.«

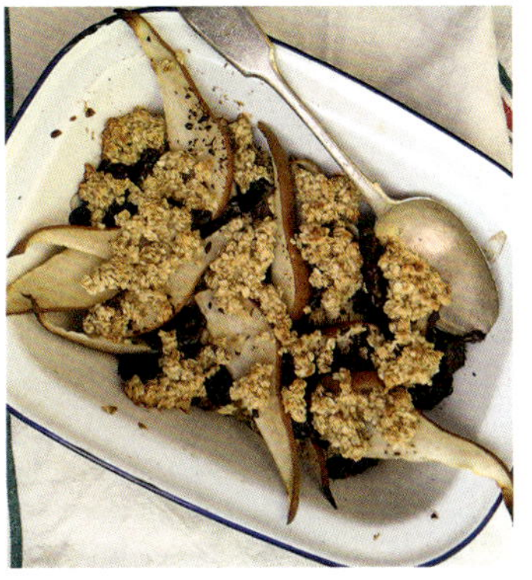

5 Birnen, geschält, längs geviertelt und entkernt
Schale und Saft von 1 Zitrone
1 TL Vanilleextrakt
100 ml Wasser
175 g brauner Zucker
100 g dunkle Schokolade, grob gehackt
100 g Butter
200 g Mehl
100 g Haferflocken

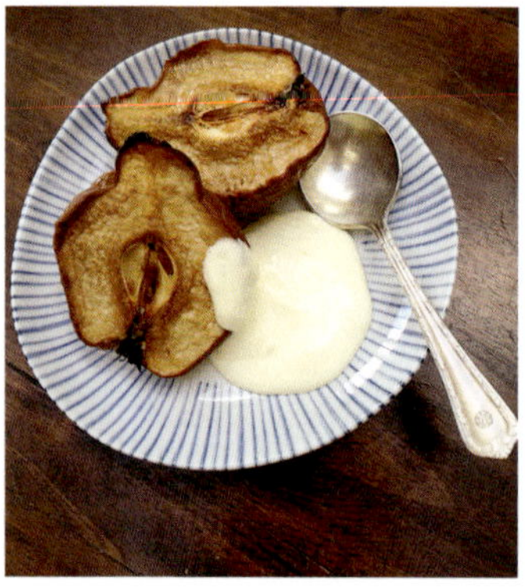

3 Quitten, halbiert
2 Zimtstangen
200 ml Wasser
Schale und Saft von
2 Bio-Zitronen
100 g brauner Zucker
1 EL Butter
150 g Mascarpone
1 EL Puderzucker

• • •

Gebackene **Quitten** **mit Zitronen**-Mascarpone

Für 6 Portionen | glutenfrei | **10 Min. + 30 Min. Backzeit**

Ofen auf 170 Grad vorheizen. — Quitten und Zimtstangen auf einem Backblech oder in einer ofenfesten Pfanne verteilen. 200 ml Wasser angießen, etwas Zitronenschale darüberreiben und mit dem Saft einer Zitrone beträufeln. Alles mit braunem Zucker bestreuen und die Butter in Flöckchen daraufsetzen. — Dann das Blech bzw. die Pfanne in den Backofen stellen. Gut 30 Min. backen, bis die Quitten weich sind, eine zarte rosa Farbe angenommen haben und die Flüssigkeit sich zu einer schönen klebrigen Soße reduziert hat. — Aus dem Ofen nehmen und ein wenig abkühlen lassen. — In der Zwischenzeit Mascarpone, Saft der zweiten Zitrone, Zitronenschale und Puderzucker glattrühren und zu den gebackenen Quitten servieren.

SAM »Der Herbst ist eine gute Zeit, um einfache Desserts wie dieses zuzubereiten, das auch hervorragend zu Porridge oder Birchermüsli mit etwas Joghurt und Honig passt. Vanilleeis ist eine fantastische Alternative zur Mascarponecreme.«

KAREN »Quitten sind ein hervorragender Lieferant für Vitamin C, Zink, Eisen und Ballaststoffe. Guten Appetit!«

Karamell-Mandel-Schnitten

Für 10–15 Portionen | 20 Min. + 40 Min. Backzeit

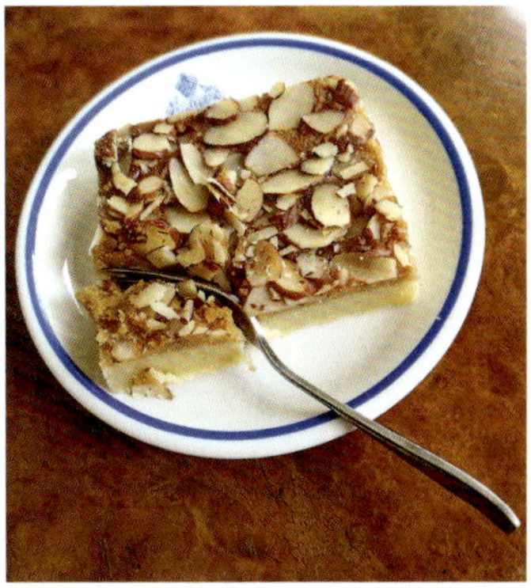

Für den Boden:
200 g weiche Butter
220 g feiner Zucker
Schale und Saft von
1 Bio-Zitrone
1 TL Vanilleessenz
350 g Mehl
1 TL Backpulver

Für den Belag:
150 g Butter
1 EL Zuckerrübensirup
1 Dose gezuckerte
Kondensmilch
Schale und Saft von 1 Zitrone
60 g Mandelblättchen

Ofen auf 180 Grad vorheizen. — Ein Backblech einfetten und mit Backpapier belegen. — Für den Belag alle Zutaten bis auf die Mandelblättchen in einem Wasserbad schmelzen und verrühren, bis eine glatte, gleichmäßige Mischung entsteht. Vom Herd nehmen und etwas abkühlen lassen. — Für den Boden Butter, Zucker, Zitronenschale und -saft im Mixer schaumig schlagen, bis eine lockere Creme entstanden ist. Mehl und Backpulver mischen, darübersieben und unterheben. — Den Teig auf dem Backblech verteilen und den Belag gleichmäßig darüber verteilen und glattstreichen. Mit den Mandelblättchen bestreuen, in den Ofen schieben und ca. 40 Min. backen. — Vor dem Anschneiden vollständig abkühlen lassen. — In einer luftdichten Dose halten die Schnitten bis zu einer Woche lang.

SAM »Ich habe ein besonderes Faible für Kleinstadt-Bäckereien. Dieses Rezept basiert auf einem, das wir im *Dunsandel Store* verwendet haben. Bei der Eröffnung kam uns unsere Freundin Nicola Groundwater mit einem großen Stapel wundervoller alter Backrezepte zu Hilfe, und dieses war ein Dauerbrenner.«

KAREN »Das Schöne an Sams wunderbaren Rezepten ist, dass man genau weiß, was in ihnen steckt. Sie enthalten keinerlei ungesunde Zusatz- und Konservierungsstoffe.«

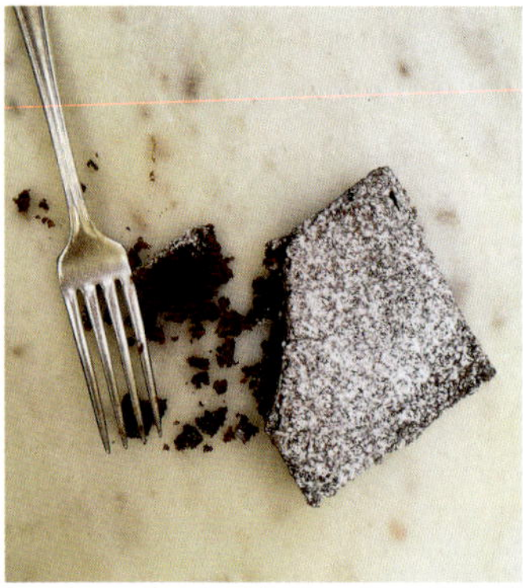

Für die Brownies:
200 g dunkle Schokolade
4 EL Kaffeepulver
150 g feiner Zucker
150 g Butter
125 g gemahlene Mandeln
5 Eier, getrennt

Für den Guss:
60 ml Sahne
1 EL Butter
110 g Schokolade, gerieben
30 ml Kaffee

• • •

Schoko-Mandel-Brownies

Für 8–10 Portionen | glutenfrei
25 Min. + 40 Min. Backzeit

Ofen auf 180 Grad vorheizen. — Eine quadratische Form (20 × 20 cm) einfetten und mit Backpapier auskleiden. — Schokolade, Kaffeepulver, Zucker und Butter in einem schweren Topf auf kleiner Flamme schmelzen und gut verrühren. — Gemahlene Mandeln hinzufügen und Eigelbe einzeln unterrühren. Den Topf vom Herd nehmen und die Masse abkühlen lassen. — Eiweiße steif schlagen, 3 EL Eischnee unter die Schokoladenmischung rühren, dann nach und nach den restlichen Eischnee vorsichtig unterheben. — Die Masse in die vorbereitete Form geben und ca. 40 Min backen. Aus dem Ofen nehmen und in der Form abkühlen lassen (Der gebackene Teig wird etwas einfallen, also nicht erschrecken, wenn das passiert). — Für den Guss Sahne und Butter bis knapp unter den Siedepunkt erhitzen, dann über Schokolade und Kaffee gießen. Einige Min. stehen lassen, dann gut verrühren, um eine glatte Glasur zu erhalten. Den abgekühlten Teig damit begießen und in Brownies schneiden

SAM »Backen Sie die Brownies nicht zu lang, sonst werden sie schrecklich trocken und ziemlich enttäuschend. Mit oder ohne Glasur – ich kann mich nicht entscheiden, was mir besser schmeckt! Am besten mit etwas Sahne und vielleicht ein paar Beeren servieren.«

Kokos-Tapioka **mit Mango**

Für 6–8 Portionen | glutenfrei, laktosefrei
20 Min. + 30 Min. Backzeit

Tapioka-Perlen, 500 ml Wasser und Vanilleschote in einem Topf vorsichtig auf kleiner Flamme erhitzen und gelegentlich umrühren, bis das Sago zart und glasig ist und alles Wasser aufgesogen hat. — Topf vom Herd nehmen und die Kokosnusscreme unterrühren. Beiseitestellen und abkühlen lassen. — In einer großen Schüssel Zucker und Eier verquirlen. Nach und nach ein Drittel der abgekühlten Sago-Mischung einrühren, dann den Rest unterziehen. — Die Masse zurück in den Topf geben und auf kleiner Flamme ein paar Min. kochen lassen, damit sie andickt. Vanilleschote entfernen, das Mark auskratzen und in die Sago-Creme rühren. Den Topf vom Herd nehmen und wieder abkühlen lassen. — Mischen Sie die klein geschnittene Mango mit Limettensaft und -schale sowie dem Fruchtfleisch der Passionsfrucht. Zum Servieren abgekühltes Sago und Fruchtmischung schichtweise in Gläser füllen.

SAM »Ich kann mit Stolz sagen, dass ich viele überzeugte Sago-Hasser mit diesem Dessert überzeugt habe. Mango aus der Dose ist übrigens absolut in Ordnung. Ebenso kann man süßes Passionsfruchtpüree verwenden, aber frisches ist immer besser.«

KAREN »Passionsfrucht strotzt nur so vor Vitamin C, das sehr gut für Ihre Gesundheit ist.«

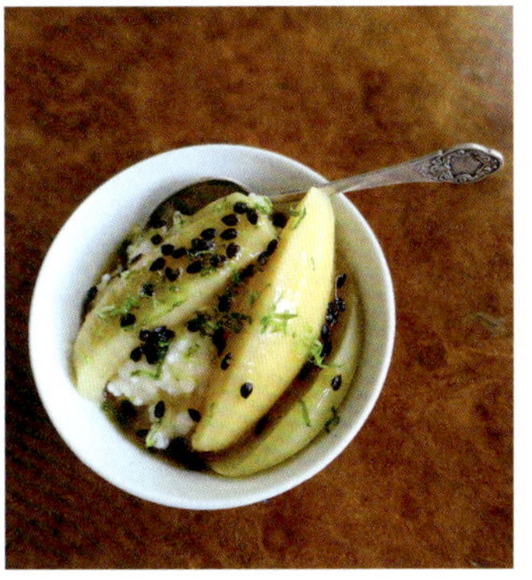

150 g Tapioka-Perlen (Perlsago)
500 ml Wasser
1 Vanilleschote
250 ml Kokosnusscreme
200 g Zucker
2 Eier
2 Mangos, geschält und klein geschnitten
Schale und Saft von 1 Limette
1 frische Passionsfrucht oder 1 EL Passionsfruchtpüree

• • •

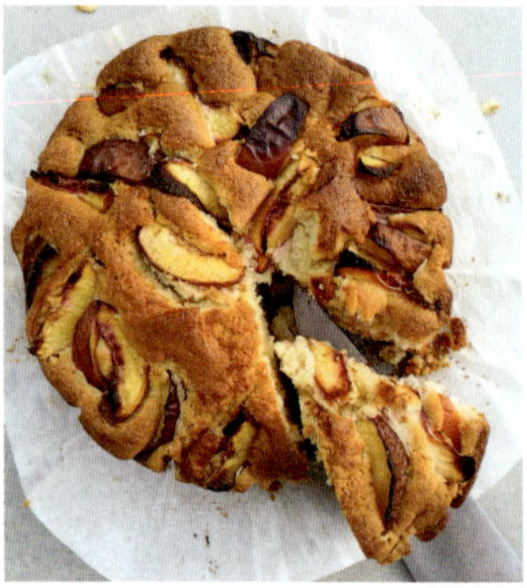

5 große Nektarinen,
in Scheiben
320 g Butter
300 g Zucker
3 Eier
250 ml Milch
Schale und Saft von
2 Bio-Zitronen
400 g Mehl
2 EL Backpulver
Puderzucker, zum Servieren

• • •

Nektarinenkuchen

Für 1 Kuchen | 20 Min. + 60 Min. Backzeit

Ofen auf 180 Grad vorheizen. — Eine Springform (Durchmesser 20 cm) mit Backpapier auskleiden. — In einer großen Schüssel Butter und Zucker zu einer lockeren, schaumigen Creme schlagen. Eier unterrühren, anschließend Milch, Zitronenschale sowie -saft hinzufügen. Mehl und Backpulver auf die Mischung sieben und unterheben. — Teig in die Backform füllen. Nektarinen darauf verteilen und mit etwas Zucker bestreuen. — Ca. 1 Std. backen (Stäbchentest). — Lassen Sie den Kuchen abkühlen, bevor Sie ihn mit Puderzucker bestreuen und mit Schlagsahne oder Eis servieren.

SAM »Dieser Kuchen ist inspiriert von der außergewöhnlichen Gretta Anna, einer australischen Food-Ikone, die nicht den Bruchteil des Ansehens genießt, das sie verdient. Sie können praktisch jede frische Steinfrucht verwenden, die Ihnen zusagt: Pfirsiche, Pflaumen, Kirschen und auch Äpfel mit etwas Zimt sind leckere Alternativen.«

KAREN »Nektarinen und anderes frisches Steinobst, das Sie in diesem leckeren Kuchen verwenden können, sind eine gute Möglichkeit, die Menge an Vitaminen und Mineralien in Ihrer Ernährung zu erhöhen.«

Apfel-**Scones**

Für 8–10 Scones | 25 Min. + 20–25 Min. Backzeit

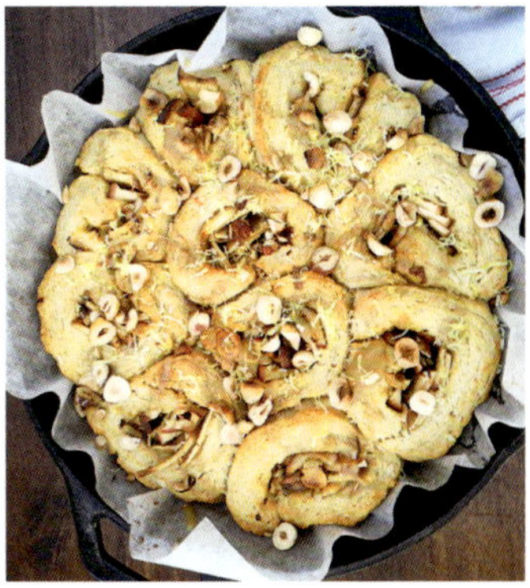

120 g Butter
100 g brauner Zucker
2 Äpfel, dünn geschnitten
500 g Mehl
2 EL Backpulver
Schale von 1 Bio-Zitrone
100 g kalte Butter
300 ml Milch
125 g Haselnüsse, geröstet und grob gehackt

• • •

Ofen auf 200 Grad vorheizen. — Butter und Zucker in einem Topf bei schwacher Hitze schmelzen lassen und so lange erhitzen, bis nach ca. 3 Min. eine flüssige Karamellsoße entsteht. Topf vom Herd nehmen, Äpfel dazugeben und den Topf etwas schütteln, sodass sie vom Karamell überzogen werden. Beiseitestellen und etwas abkühlen lassen, während Sie den Teig zubereiten. — In einer Schüssel Mehl, Backpulver und Zitroneneschale mischen. Dann die kalte Butter in kleinen Stückchen mit der Mehlmischung verreiben. In die Mitte eine Vertiefung drücken, die Milch dort hineingießen und mit der Mehlmischung vermischen, bis ein weicher, glatter Teig entsteht. — Teig auf einer bemehlten Fläche zu einem Rechteck von ca. 25 × 40 cm ca. ½ cm dick ausrollen. — Karamellisierte Äpfel gleichmäßig auf dem Teig verteilen, übrige Sauce für die Glasur aufbewahren. Gehackte Haselnüsse auf die Apfelfüllung streuen. — Den Teig von der langen Seite her aufrollen, dann in 2–3 cm dicke Scheiben schneiden. Die Scones auf einem mit Backpapier ausgelegten Backblech anordnen und ca. 20–25 Min. backen, bis sie aufgegangen und goldbraun sind. — Aus dem Ofen nehmen und mit der übrig gebliebenen Karamellsauce beträufeln.

SAM »Ich gebe etwas Zitronenschale in den Teig, um die Süße auszugleichen. Das Rösten der Haselnüsse bringt ihr Aroma wunderbar zur Geltung. Kreisförmig angeordnet und in einer runden, gusseisernen Form gebacken sehen die Scones sehr ansprechend aus.«

KAREN »Haselnüsse sind gute Lieferanten für Kalzium, Vitamin E und Vitamin B. Vitamin E ist sehr gut für gesunde Haut, Haare und Nägel.«

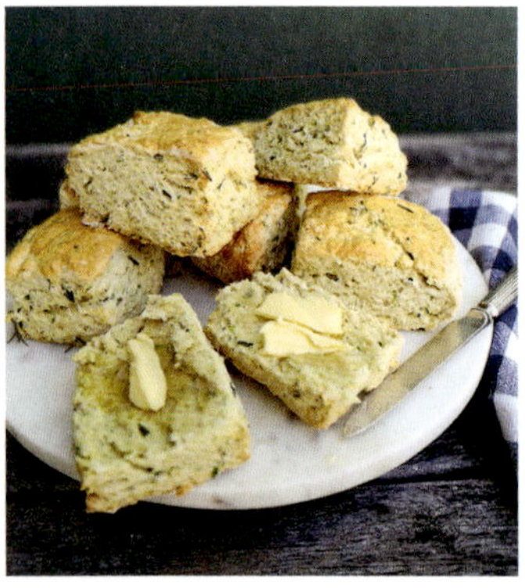

500 g Mehl
2 EL Backpulver
½ TL Salz
1 Prise Cayennepfeffer
100 g kalte Butter
75 g Cheddar, gerieben
75 g Parmesan, gerieben
1 Handvoll glatte Petersilie, fein gehackt
250 ml Milch
1 Ei, geschlagen

• • •

Käse-**Scones**

Für 8–10 Scones | 5 Min. + 15 Min. Backzeit

Ofen auf 200 Grad vorheizen. — Mehl, Backpulver, Salz und Cayennepfeffer in eine große Schüssel sieben. Die kalte Butter in kleinen Stückchen mit den trockenen Zutaten verreiben. Beide Käsesorten und Petersilie hinzufügen und gut vermengen. In die Mitte eine Vertiefung drücken, die Milch dort hineingießen und mit den trockenen Zutaten vermischen, bis ein weicher, glatter Teig entsteht. Den Teig 3 cm dick ausrollen und mit einem Glas Kreise ausstechen. Die Scones auf ein mit Backpapier ausgelegtes Blech legen und mit geschlagenem Ei bestreichen. — Bei 200 Grad 5 Min. backen, dann die Temperatur auf 180 Grad herunterdrehen und weitere 8–10 Min. backen, bis die Scones aufgegangen und goldbraun sind. Aus dem Ofen nehmen und 5 Min. abkühlen lassen, dann mit Butter servieren.

SAM »Scones sind gar nicht so aufwendig, wie die Leute oft denken. Je weniger Arbeit Sie sich machen, desto besser. Kneten Sie den Teig nicht zu viel, vermischen Sie nur die Zutaten. Sie können Käsereste aus dem Kühlschrank verwenden, je intensiver die Sorte ist, desto besser. Für eine süße Variante ersetzen Sie die salzigen Zutaten durch ¼ Tasse Zucker, ½ Tasse gehackte Datteln und die Schale einer Zitrone.«

KAREN »Köstlich, leicht und schmackhaft und wirklich einfach zuzubereiten – das sind Scones, die eine ausgezeichnete und sättigende Mahlzeit für die ganze Familie ergeben. Zusätzlich ist Käse eine gute Quelle für Eiweiß, Kalzium, Vitamin A und Vitamin B_{12}.«

Reispudding **mit Steinobst**

Für 4–6 Portionen | glutenfrei | 10 Min. + 2 Std. Backzeit

Den Ofen auf 150 Grad Ober- und Unterhitze vorheizen. — In einer Auflaufform Reis, Zucker, Milch und Vanilleextrakt vermischen. Kleine Butterflocken darübergeben, mit den in Scheiben geschnittenen Früchten belegen. — Unter gelegentlichem Umrühren 2 Std. backen, bis der Reis cremig und weich ist. — Vor dem Servieren ca. 5 Min. abkühlen lassen.

SAM »Dies ist eines meiner Lieblingsdesserts. Trotz der langen Kochzeit ist es wunderbar einfach in der Zubereitung, und Sie können jede Frucht, die Sie mögen, verwenden (oder auch gar keine; ein Hauch von frischer Muskatnuss ist manchmal genug).«

KAREN »Früchte wie Nektarinen, Pflaumen und Pfirsiche stecken voller Vitamin C und sind eine gute Quelle für Ballaststoffe.«

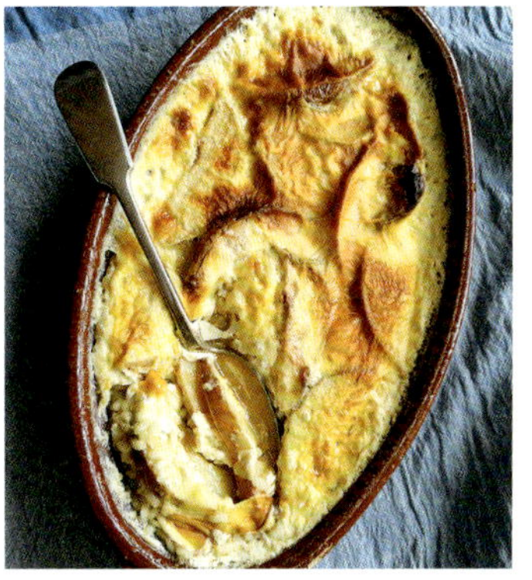

5 EL weißer kurzkörniger Reis
1 EL brauner Zucker
750 ml Milch
½ TL Vanilleextrakt
2 TL Butter
2 Nektarinen, Pflaumen oder Pfirsiche, entkernt und dünn geschnitten

• • •

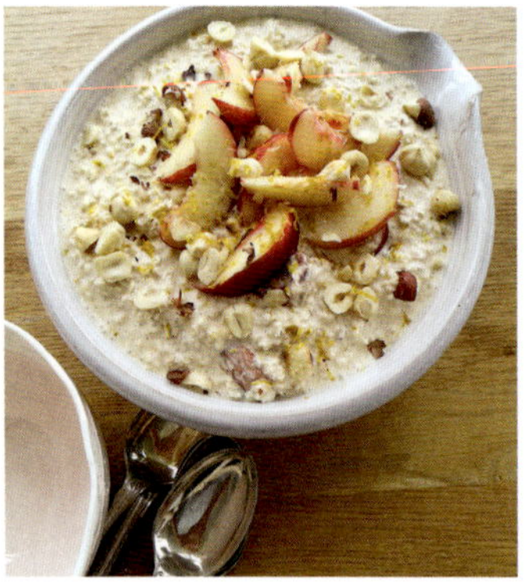

90 g Haferflocken
Orangensaft
1 Apfel oder Birne

• • •

Birchermüsli

Für 1 Portion | 10 Min. + Einweichzeit

Portionieren Sie die Haferflocken je nachdem, wie viele Portionen Sie am nächsten Tag servieren möchten, in einer großen Schüssel und gießen Sie so viel Orangensaft darüber, dass sie gut bedeckt sind. Abdecken und über Nacht im Kühlschrank einweichen lassen. — Am Morgen Apfel oder Birne reiben; je mehr, desto besser.

VARIANTEN Geben Sie kleine Bananenwürfel dazu, wenn Sie mögen. Sie können auch gefrorene Beeren hinzufügen, deren Saft das Müsli noch fruchtiger macht. Ich verwende gerne geviertelte frische Erdbeeren, Blaubeeren und Brombeeren.

SAM »›Müsli‹ ist eine Verniedlichung des Schweizerdeutschen Wortes ›Mues‹, was so viel bedeutet wie Brei oder Püree.«

KAREN »Mit einem Birchermüsli lässt sich der Tag energiegeladen beginnen, da Hafer voller Ballaststoffe und Antioxidantien steckt.«

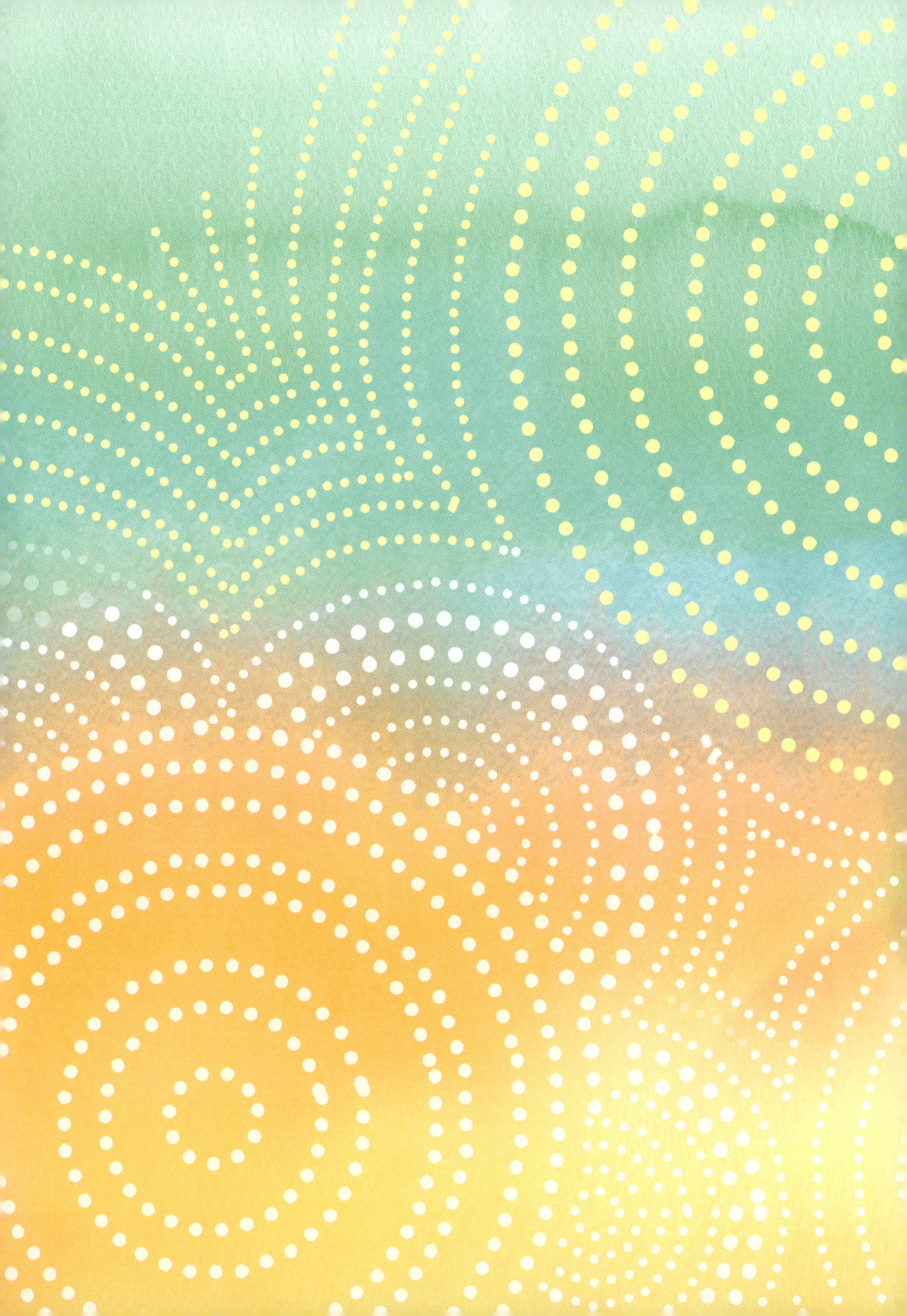

Zutaten- und Rezeptverzeichnis

Sachverzeichnis

Liebe Leserin, lieber Leser,

hat Ihnen dieses Buch weitergeholfen? Für Anregungen, Kritik, aber auch für Lob sind wir offen. So können wir in Zukunft noch besser auf Ihre Wünsche eingehen. Schreiben Sie uns, denn Ihre Meinung zählt!
Ihr TRIAS Verlag

E-Mail-Leserservice
kundenservice@trias-verlag.de
Lektorat TRIAS Verlag
Postfach 30 05 04
70445 Stuttgart
Fax: 0711 8931-748

Danksagung

Vielen Dank an Sally Greer und Kitki Tong von Beatnik Publishing, die uns bei diesem Projekt und der Produktion eines so schönen Buches unterstützt haben. Vielen Dank auch an alle Experten, die auf diesen Seiten zu Wort kommen. Ihr Wissen auf ihrem jeweiligen Fachgebiet war bei der Erstellung dieses Buches von unschätzbarem Wert. Und vielen Dank an all die »normalen« Leute, die offen und ehrlich sagen, wie es ist, und ihre Erfahrungen mit uns teilen. Dem Onkologen Dr. Reuben Broom sind wir sehr dankbar dafür, dass er uns in diesem Projekt durch seine Ermutigung, Anregungen und Anleitung unterstützt hat. Ein ganz besonderer Dank geht an Dr. Janice Brown für ihre unschätzbare Hilfe bei der Erstellung dieses Buches.

Sam: Mama und Papa – wie immer: Danke für eure beständige Liebe, Unterstützung und alles, was dazu gehört.

Karen: Ein besonderes Dankeschön meinem wunderbaren Ehemann, Iain McKenzie, für seine Liebe und seine immerwährende Unterstützung.

Bibliografische Information der Deutschen Nationalbibliothek
Die Deutsche Nationalbibliothek verzeichnet diese Publikation in der Deutschen Nationalbibliografie; detaillierte bibliografische Daten sind im Internet über http://dnb.d-nb.de abrufbar.

Programmplanung: Katja Widmann
Projektmanagement: Anja Bippus
Redaktion: Magdalena Kieser, Berlin
Übersetzung: Kristina Wrede, Landsberg am Lech
Bildredaktion: Christoph Frick

Umschlaggestaltung und Layout:
CYCLUS Visuelle Kommunikation, Stuttgart

Bildnachweis:
Umschlagfoto: Fotolia
Alle Rezeptbilder: Sam Mannering 2017
Fotos im Innenteil: S. 2 Sally Greer 2017, S. 15 und S. 20 Karen McMillan, S. 23 und S. 25 Sam Mannering
Zeichnungen: Grafikbüro Schaaf, Karlsruhe

Die neuseeländische Originalausgabe erschien 2017 unter dem Titel »Everyday Strength – Recipes And Wellbeing Tips for Cancer Patients«.
Originally published by Beatnik Publishing, New Zealand.

1. Auflage 2019

ein Unternehmen der Thieme Gruppe,
Rüdigerstraße 14, 70469 Stuttgart

Printed in Germany

Satz und Repro: Fotosatz Buck, Kumhausen
Gesetzt in Adobe InDesign CS6
Druck: AZ Druck- und Datentechnik, Kempten

Gedruckt auf chlorfrei gebleichtem Papier

ISBN 978-3-432-10786-8 1 2 3 4 5 6

Auch erhältlich als E-Book:
eISBN (ePub) 978-3-432-10787-5